PERDRE DU POIDS ET RESTER MINCE

100 conseils pratiques

Max Alecha

Août 2023

Sommaire

1 - Les fondements de la perte de poids

La perte de poids est un objectif courant pour de nombreuses personnes cherchant à améliorer leur santé, leur apparence et leur bien-être général. Cependant, pour atteindre cet objectif de manière durable et saine, il est essentiel de comprendre les fondements qui sous-tendent ce processus. La perte de poids se réfère à la réduction de la masse corporelle, généralement mesurée en kilogrammes ou en livres. Cette réduction peut provenir de la diminution de la masse grasse, de la rétention d'eau ou d'autres facteurs tels que la perte de muscle. L'objectif ultime de la perte de poids est de parvenir à un équilibre entre les apports caloriques et les dépenses caloriques de manière à créer un déficit énergétique, ce qui incite le corps à puiser dans les réserves de graisse pour obtenir de l'énergie.

La perte de poids repose sur une équation fondamentale : vous devez brûler plus de calories que vous n'en consommez. Lorsque vous créez un déficit calorique en consommant moins de calories que ce que votre corps dépense, votre organisme commence à utiliser les réserves de graisse comme source d'énergie. Cela peut être atteint en ajustant votre alimentation, en augmentant votre niveau d'activité physique, ou idéalement, en combinant les deux. Bien que la quantité de calories joue un rôle crucial dans la perte de poids, la qualité de ces calories ne doit pas être négligée. Opter pour des aliments nutritifs et équilibrés permet de soutenir votre santé globale et de fournir les nutriments essentiels dont votre corps a besoin. Les légumes, les fruits, les protéines maigres, les grains entiers et les graisses saines devraient constituer la base de votre régime alimentaire. Pour perdre du poids, il est important de créer un déficit calorique, mais cela ne signifie pas nécessairement sauter des repas ou réduire drastiquement votre apport calorique. Des coupes excessives peuvent en réalité ralentir votre métabolisme et nuire à votre niveau d'énergie. L'objectif est de réduire les calories de manière raisonnable, en veillant à maintenir un régime alimentaire équilibré et nutritif.

L'activité physique joue un rôle essentiel dans le processus de perte de poids. En augmentant votre niveau d'activité, vous brûlez plus de calories et améliorez votre métabolisme. L'exercice aide également à préserver la masse musculaire, ce qui est crucial pour maintenir un métabolisme efficace. Il est recommandé de bien combiner l'entraînement cardiovasculaire avec la musculation pour des résultats optimaux. La perte de poids durable nécessite de la patience et de la constance. Les résultats ne se produisent pas du jour au lendemain, et il est important de rester motivé même lorsque les progrès semblent lents. Le sommeil adéquat et la gestion du stress jouent également un rôle crucial dans la perte de poids. Le manque de sommeil peut perturber les hormones qui régulent l'appétit, ce qui peut conduire à des envies de nourriture malsaine. De plus, le stress chronique peut favoriser la suralimentation émotionnelle. Pratiquer des techniques de relaxation, méditer et prioriser le sommeil peuvent contribuer de manière significative à vos efforts de perte de poids.

Il est important de reconnaître que la perte de poids ne concerne pas seulement les calories et l'exercice. Une approche holistique inclut également votre bien-être émotionnel, mental et physique. Cultiver une relation positive avec la nourriture, apprendre à gérer les émotions sans recourir à la nourriture et pratiquer l'autocompassion sont tous des aspects importants de votre parcours de perte de poids. En conclusion, les fondements de la perte de poids reposent sur la création d'un déficit calorique par l'ajustement de votre alimentation et l'augmentation de votre activité physique. Cependant, il est essentiel d'adopter une approche équilibrée, durable et holistique pour atteindre vos objectifs de manière saine et maintenir les résultats à long terme. En comprenant ces principes fondamentaux, vous êtes bien équipé pour démarrer votre voyage vers une vie plus légère et plus épanouissante.

2 - Comprendre votre métabolisme

Le métabolisme est un concept fondamental qui joue un rôle central dans la régulation de votre poids corporel et de votre niveau d'énergie. En comprenant les mécanismes sous-jacents et en adoptant des stratégies adaptées, vous pouvez mieux gérer votre poids et favoriser une silhouette mince et saine.

Le métabolisme désigne l'ensemble des processus chimiques et biologiques qui se produisent dans votre corps pour maintenir la vie. Ces processus nécessitent de l'énergie, qui est obtenue à partir des aliments que vous consommez. Votre organisme utilise cette énergie pour accomplir diverses fonctions, telles que la respiration, la digestion, la circulation sanguine, la régulation de la température corporelle et même le fonctionnement de votre cerveau.

Le taux métabolique de base (TMB), également appelé métabolisme basal, représente la quantité d'énergie nécessaire pour maintenir ces fonctions corporelles de base lorsque vous êtes au repos complet. En d'autres termes, c'est l'énergie dont votre corps a besoin pour fonctionner même lorsque vous ne faites rien. Environ 70 % à 75 % de l'énergie que vous brûlez au cours d'une journée est consacrée à ces fonctions essentielles, qui sont essentielles pour la survie.

Votre métabolisme n'est pas une entité statique, mais plutôt un processus dynamique qui peut varier en fonction de différents facteurs. Votre composition corporelle, votre âge, votre sexe, vos hormones, votre niveau d'activité physique et votre génétique sont autant d'éléments qui influencent votre métabolisme.

La thermogenèse fait référence à la production de chaleur par votre corps. C'est un processus qui contribue également à la dépense énergétique totale de votre organisme. Il existe trois principaux types de thermogenèse : la thermogenèse de base, qui est la chaleur produite par votre corps en situation de repos, la thermogenèse liée à l'alimentation, qui englobe l'énergie nécessaire pour digérer et traiter les aliments que vous consommez, et enfin la thermogenèse liée à l'activité, qui se produit lorsque vous êtes physiquement actif.

Il est essentiel de reconnaître que votre métabolisme n'est pas une constante. Il peut varier en réponse à différents facteurs, notamment votre régime alimentaire, votre niveau d'activité physique, votre sommeil et même vos émotions. Par exemple, si vous suivez un régime très restrictif en calories, votre métabolisme peut ralentir pour économiser de l'énergie. De même, le manque de sommeil et le stress prolongé peuvent influencer négativement votre métabolisme.

Bien que certains aspects de votre métabolisme soient hors de votre contrôle en raison de facteurs génétiques et physiologiques, il existe des mesures que vous pouvez prendre pour optimiser votre métabolisme et favoriser une perte de poids saine. Construire et maintenir une masse musculaire grâce à l'entraînement en résistance peut augmenter votre métabolisme basal. De plus, rester actif grâce à un exercice régulier, adopter une approche équilibrée dans votre alimentation, manger régulièrement pour éviter de ralentir votre métabolisme, rester bien hydraté et obtenir un sommeil de qualité sont autant de stratégies à considérer.

Comprendre votre métabolisme est un élément clé pour prendre des décisions informées sur votre alimentation, votre activité physique et votre mode de vie en général. Bien que certains aspects de votre métabolisme soient déterminés par des facteurs que vous ne pouvez pas changer, il existe de nombreuses stratégies que vous pouvez mettre en œuvre pour optimiser votre métabolisme et travailler vers vos objectifs de perte de poids et de maintien d'une silhouette mince et équilibrée. En adoptant une approche holistique et en tenant compte de divers facteurs influençant votre métabolisme, vous pouvez créer un environnement propice à une meilleure gestion de votre poids corporel et à une meilleure santé globale.

3 - Fixer des objectifs réalistes

Lorsque vous vous engagez dans un voyage visant à perdre du poids et à maintenir une silhouette mince, l'importance de fixer des objectifs réalistes ne peut être sous-estimée. Ces objectifs servent de boussole tout au long de votre parcours, vous permettant de rester motivé, tout en fournissant une mesure tangible de vos progrès.

L'importance des objectifs réalistes réside dans leur capacité à vous ancrer dans la réalité. Des objectifs réalistes sont plus susceptibles d'être atteints, ce qui renforce votre confiance et votre persévérance. Ils vous aident également à éviter la frustration qui peut découler de la poursuite d'objectifs inatteignables, tout en encourageant une approche durable de la perte de poids et du maintien d'une silhouette mince.

De plus, des objectifs réalistes favorisent une vision à plus long terme. Plutôt que de rechercher des résultats instantanés, ils vous encouragent à adopter des habitudes de vie qui soutiendront votre bien-être au fil du temps. Cette perspective à long terme favorise une relation saine avec la nourriture, l'exercice et votre propre corps.

Pour formuler des objectifs efficaces, suivez ces étapes :

1. **Soyez spécifique** : Évitez les objectifs flous et indéfinis. Au lieu de cela, soyez précis sur ce que vous voulez réaliser. Par exemple, remplacez "perdre du poids" par "perdre 5 kilos en trois mois".

2. **Mesurable** : Assurez-vous que vos objectifs sont quantifiables. Avoir une mesure concrète vous permet de suivre vos progrès. Par exemple, visez un certain nombre de pas quotidiens ou un temps d'exercice hebdomadaire spécifique.

3. **Atteignable** : Veillez à ce que vos objectifs soient réalisables. Tenez compte de vos contraintes de temps, de votre niveau de forme physique actuel et d'autres engagements. Viser des objectifs irréalistes peut être décourageant.

4. **Pertinent** : Assurez-vous que vos objectifs sont pertinents pour vous. Ils devraient correspondre à vos aspirations et à vos priorités personnelles.

5. **Temporellement défini** : Fixez une limite de temps pour atteindre vos objectifs. Cela vous aide à maintenir le cap et à éviter la procrastination.

Gardez à l'esprit que vos objectifs ne sont pas gravés dans la pierre. Si des obstacles inattendus se présentent ou si votre situation évolue, soyez prêt à les ajuster. L'adaptabilité est essentielle pour rester sur la bonne voie.

En surmontant les obstacles, vous renforcez votre résilience et votre détermination. Les revers temporaires ne devraient pas vous détourner de votre objectif global.

Célébrez vos réussites, quelles qu'elles soient. Que ce soit une petite étape ou un grand accomplissement, chaque succès mérite d'être reconnu. La célébration renforce votre motivation et vous rappelle vos accomplissements.

L'élaboration d'objectifs réalistes est une étape cruciale dans votre cheminement vers une perte de poids durable et le maintien d'une silhouette mince. Ces objectifs vous guident, vous inspirent et vous aident à développer des habitudes de vie saines. En suivant un processus de formulation d'objectifs efficace, en restant flexible dans vos ajustements et en surmontant les défis avec détermination, vous créez un chemin vers une meilleure santé et un bien-être global.

4 - Elaborer un plan alimentaire équilibré

Dans votre parcours vers la perte de poids et le maintien d'une silhouette mince, l'élaboration d'un plan alimentaire équilibré occupe une place centrale. Ce plan constitue un guide essentiel pour vous permettre de consommer les nutriments nécessaires tout en contrôlant les calories.

Un plan alimentaire équilibré repose sur la diversité des aliments issus de différentes catégories nutritionnelles essentielles. Les protéines jouent un rôle crucial dans la construction et la réparation des tissus musculaires. Les sources maigres telles que le poulet, le poisson, les légumineuses et les produits laitiers à faible teneur en matières grasses sont recommandées. Les glucides fournissent l'énergie nécessaire pour vos activités quotidiennes, privilégiez les options complexes comme les céréales complètes, les légumes et les fruits pour une libération d'énergie plus durable. Les lipides sont essentiels à la santé hormonale et cellulaire, choisissez des graisses saines telles que celles présentes dans les avocats, les noix et les huiles végétales non raffinées. Les vitamines, les minéraux et les fibres provenant d'une variété d'aliments colorés contribuent à votre bien-être global.

La gestion des portions est cruciale pour maintenir un équilibre entre l'apport calorique et les besoins de votre corps. Divisez vos repas en portions adéquates de protéines, de glucides et de légumes. Prenez le temps de savourer chaque bouchée, en écoutant les signaux de satiété que votre corps envoie.

En ce qui concerne la fréquence des repas, choisissez l'approche qui correspond le mieux à vos préférences personnelles. Certaines personnes préfèrent trois repas principaux et quelques collations, tandis que d'autres optent pour cinq à six petits repas répartis tout au long de la journée. Le choix vous appartient, tant que vous écoutez les besoins de votre corps.

Les défis alimentaires sont inévitables, mais avec une planification adéquate, vous pouvez les surmonter. Lorsque vous mangez au restaurant, optez pour des choix plus sains, partagez un plat ou emportez les restes pour éviter le gaspillage et les portions excessives. Limitez les aliments transformés riches en sucres ajoutés, en sel et en graisses saturées en lisant attentivement les étiquettes nutritionnelles. Préparez des collations saines pour éviter les fringales incontrôlées et hydratez-vous suffisamment pour ne pas confondre la faim avec la soif.

La planification est une alliée précieuse dans la création d'un plan alimentaire équilibré. Préparez vos repas à l'avance pour éviter les choix impulsifs lorsque vous avez faim. Cependant, n'oubliez pas l'importance de la flexibilité. Des imprévus surviennent parfois, et il est important d'avoir des alternatives saines à portée de main lorsque vous mangez à l'extérieur ou que vous manquez de temps.

Un plan alimentaire équilibré est un outil essentiel dans votre quête pour perdre du poids et maintenir une silhouette mince. En incluant une variété d'aliments nutritifs, en gérant les portions avec attention, en évitant les pièges alimentaires et en étant flexible dans votre approche, vous créez un environnement favorable à votre succès à long terme. La combinaison de la planification et de l'adaptabilité vous aidera à maintenir un équilibre entre une alimentation structurée et une approche réaliste pour votre bien-être global.

5 – L'importance de l'hydratation

Dans votre quête pour perdre du poids et maintenir une silhouette mince, l'hydratation joue un rôle central. L'eau est l'élément fondamental de la vie, et son impact sur votre bien-être ne peut être sous-estimé. Dans ce chapitre, nous explorerons en détail l'importance cruciale de l'hydratation pour votre santé, votre métabolisme et vos objectifs de perte de poids.

L'eau est le composant principal de votre corps, représentant en moyenne 60% de votre poids corporel. Chaque cellule, tissu et organe dépend de l'eau pour fonctionner correctement. L'hydratation est essentielle pour maintenir la température corporelle, faciliter la digestion, éliminer les déchets et transporter les nutriments vers les cellules.

En relation avec la perte de poids, l'hydratation joue un rôle clé dans la régulation de l'appétit. Parfois, la soif peut être confondue avec la faim, ce qui peut entraîner une suralimentation. Boire suffisamment d'eau peut vous aider à éviter ce piège en maintenant un niveau d'hydratation adéquat.

Votre métabolisme, c'est-à-dire la façon dont votre corps brûle les calories pour produire de l'énergie, est également influencé par l'hydratation. Des études ont montré que boire de l'eau peut augmenter temporairement la dépense énergétique, ce qui signifie que votre corps brûle plus de calories. Bien que cet effet ne soit pas colossal, il contribue néanmoins à votre objectif de perte de poids.

De plus, l'hydratation joue un rôle dans la décomposition des graisses. Lorsque votre corps est bien hydraté, il est plus efficace pour métaboliser les graisses stockées et les utiliser comme source d'énergie. Ainsi, maintenir une hydratation adéquate peut aider à optimiser vos efforts pour perdre du poids.

Il est essentiel de reconnaître les signes de déshydratation, car une hydratation insuffisante peut avoir des effets néfastes sur votre santé. Les signes courants de déshydratation comprennent la soif, la bouche sèche, la peau sèche, la fatigue, les maux de tête et la diminution de la production d'urine. L'urine foncée est un indicateur que vous pourriez ne pas boire suffisamment d'eau.

Pour maintenir une hydratation adéquate, suivez ces stratégies :

1. Buvez de l'eau tout au long de la journée : Ne comptez pas uniquement sur la soif pour vous rappeler de boire. Ayez toujours de l'eau à portée de main et prenez des gorgées régulières.

2. Suivez votre consommation d'eau : Tenir un journal de votre consommation d'eau peut vous aider à rester conscient de votre hydratation et à atteindre vos objectifs quotidiens.

3. Incluez des aliments hydratants : De nombreux aliments, tels que les fruits et les légumes riches en eau (pastèque, concombre, melon), contribuent également à votre apport en liquides.

4. Écoutez votre corps : Si vous ressentez la soif, buvez de l'eau. Ne laissez pas la sensation de soif s'intensifier.

L'hydratation est étroitement liée à la perte de poids. En plus de favoriser la régulation de l'appétit et d'optimiser le métabolisme, l'eau peut remplir temporairement l'estomac, vous aidant ainsi à vous sentir rassasié plus rapidement. Boire de l'eau avant un repas peut donc réduire la quantité de nourriture que vous consommez, ce qui peut soutenir vos efforts pour contrôler les portions et réduire les calories.

L'eau est bien plus qu'une simple boisson ; elle est l'essence de la vie et le carburant essentiel de votre corps. En comprenant l'importance de l'hydratation pour votre santé, votre métabolisme et vos objectifs de perte de poids, vous pouvez prendre des mesures pour maintenir une hydratation adéquate tout au long de la journée. Que ce soit pour éviter la confusion entre la soif et la faim, optimiser votre métabolisme ou simplement vous sentir mieux, boire suffisamment d'eau est une habitude précieuse à cultiver dans votre parcours vers une meilleure santé et une silhouette mince.

6 - Les bases de l'exercice physique

Dans votre quête pour perdre du poids et maintenir une silhouette mince, l'exercice physique émerge comme un pilier fondamental. L'activité physique régulière va bien au-delà de la simple combustion de calories ; elle renforce votre corps, améliore votre bien-être mental et favorise une santé globale optimale.

L'exercice physique détient un rôle qui dépasse largement la simple perte de poids. Il offre une multitude d'avantages pour votre santé, tant physique que mentale. En plus de contribuer à brûler des calories et à maintenir un poids sain, l'exercice renforce vos muscles, améliore la densité osseuse, optimise la santé de votre système cardiovasculaire, régule les niveaux de glycémie et soutient la robustesse de votre système immunitaire.

Lorsque vous vous engagez dans une routine d'exercice régulière, vous déclenchez la libération d'endorphines, ces neurotransmetteurs qui améliorent votre humeur et réduisent le stress. Cela peut avoir un impact significatif sur votre bien-être mental et émotionnel, offrant une échappatoire naturelle aux défis du quotidien.

Pour entamer votre exploration de l'exercice, il est crucial de connaître les différentes catégories d'activités physiques à votre disposition. Les exercices aérobiques, tels que la marche rapide, la course à pied, la natation et le cyclisme, stimulent votre rythme cardiaque, améliorant ainsi la santé de votre système cardiovasculaire. Les exercices de résistance, tels que la musculation, encouragent la croissance musculaire et renforcent votre force. Les exercices de flexibilité, comme le yoga et l'étirement, augmentent la mobilité de vos articulations, contribuant à prévenir les blessures.

Pour qu'une routine d'exercice soit véritablement efficace, vous devez respecter certains principes fondamentaux. La progressivité implique d'augmenter graduellement l'intensité de vos séances, afin d'éviter de stagner. La régularité est cruciale ; maintenez une fréquence d'exercice pour des résultats durables. La variété dans les activités empêche l'ennui et sollicite diverses parties de votre corps. L'équilibre entre les différents types d'exercices garantit un développement harmonieux de votre condition physique.

L'intégration de l'exercice physique dans votre vie quotidienne peut sembler initialement intimidante, mais avec quelques astuces simples, vous pouvez progressivement y parvenir. Identifiez les activités que vous appréciez le plus, qu'il s'agisse de danser, de marcher dans la nature ou de pratiquer un sport en équipe. Fixez-vous des objectifs concrets et réalistes, puis établissez un plan pour les atteindre. Rejoignez un groupe d'exercice ou trouvez un partenaire pour renforcer votre motivation mutuelle. Priorisez la cohérence plutôt que l'intensité extrême, car des petits pas réguliers mènent à des résultats significatifs à long terme.

L'exercice physique représente un élément pivot dans votre quête de perte de poids et de maintien d'une silhouette mince. En comprenant l'importance de l'exercice, en explorant différentes catégories d'activités, en adhérant aux principes fondamentaux et en intégrant progressivement l'exercice dans votre quotidien, vous jetterez les bases solides d'une vie active et en bonne santé. L'exercice ne doit pas être perçu uniquement comme un moyen de perdre du poids, mais plutôt comme une approche globale visant à améliorer votre bien-être physique et mental.

7 - Trouvez l'entrainement adapté à votre style de vie

Lorsque vous aspirez à perdre du poids et à maintenir une silhouette mince, il est crucial de sélectionner un programme d'entraînement qui s'insère harmonieusement dans votre mode de vie. Opter pour un plan d'exercice en accord avec vos contraintes et vos préférences assure une viabilité à long terme et des résultats optimaux.

Commencez par évaluer minutieusement votre emploi du temps. Analysez les créneaux horaires où vous pourrez consacrer du temps à l'exercice, que ce soit le matin, l'après-midi ou le soir. Repérez les jours de la semaine où vous êtes le plus disponible ainsi que ceux qui sont plus chargés en responsabilités. En identifiant les moments propices à l'exercice, vous pourrez élaborer une routine réaliste et réalisable.

Chaque individu possède ses propres préférences en matière d'activité physique. Certains apprécient les séances en salle de sport, tandis que d'autres sont plus à l'aise avec des activités en plein air comme la course à pied ou le vélo. Découvrez les types d'exercices qui vous plaisent le plus, car il est plus probable que vous mainteniez votre motivation si vous appréciez ce que vous faites. Si la course à pied vous déplaît, ne vous forcez pas à courir. Testez différentes options jusqu'à trouver celles qui vous passionnent véritablement.

Avant de vous engager dans un programme d'entraînement, définissez des objectifs réalistes. Souhaitez-vous améliorer votre endurance, accroître votre force, perdre du poids, ou toutes ces options combinées ? En ayant des objectifs clairs en tête, vous pourrez choisir un programme qui vous aidera à progresser dans la direction que vous désirez. Des objectifs réalistes vous inciteront à rester motivé et à évaluer vos progrès au fil du temps.

Pour préserver votre intérêt et éviter la monotonie, la variété est essentielle. Intégrez différents types d'exercices dans votre routine pour solliciter diverses parties de votre corps et éviter de stagner. Alternez entre l'entraînement cardiovasculaire, la musculation, le yoga, la natation et d'autres activités qui vous plaisent. Cette diversité non seulement renforce vos résultats, mais enrichit aussi votre expérience de l'exercice.

Prenez en considération vos limites physiques avant de vous lancer dans un programme d'entraînement. Si vous avez des problèmes aux genoux, par exemple, les exercices à fort impact comme la course pourraient ne pas vous convenir. Consultez un professionnel de la santé ou un entraîneur personnel si vous avez des inquiétudes spécifiques. L'essentiel est de choisir un entraînement qui respecte votre corps plutôt que de le mettre en danger.

Lorsque vous commencez ou reprenez l'exercice après une pause, adoptez une approche progressive. Commencez par des séances plus courtes et moins intenses, puis augmentez graduellement la durée et l'intensité au fur et à mesure que votre niveau de forme s'améliore. Soyez à l'écoute de votre corps et évitez la surenchère, car cela peut entraîner des blessures et une fatigue excessive.

Une fois que vous avez identifié le type d'entraînement qui convient à votre style de vie et à vos préférences, planifiez-le dans votre emploi du temps comme une priorité. Considérez votre séance d'entraînement avec autant d'importance que vos autres engagements. Faire preuve d'engagement envers votre programme d'entraînement est essentiel pour maintenir la régularité et obtenir des résultats à long terme.

La vie est parsemée d'imprévus, et il se peut que des changements surviennent dans votre emploi du temps ou vos préférences. Soyez prêt à adapter votre routine d'exercice en conséquence. Si vous ne pouvez pas suivre votre programme habituel, trouvez des alternatives telles qu'une séance d'entraînement à domicile, une marche rapide ou une séance de yoga en ligne. L'adaptabilité est la clé pour surmonter les obstacles et maintenir votre engagement intact.

Trouver l'entraînement qui s'accorde à votre style de vie est un pas crucial dans votre démarche pour perdre du poids et améliorer votre santé globale. En évaluant votre emploi du temps, en connaissant vos préférences, en définissant des objectifs réalisables, en diversifiant vos activités et en prenant en compte vos contraintes physiques, vous posez les bases d'une routine d'exercice durable. Planifiez, engagez-vous et soyez flexible face aux changements, car le secret réside dans le maintien d'une activité physique régulière qui vous soutiendra dans votre quête d'une vie plus saine et épanouissante.

8 - Briser les mythes sur la perte de poids

Lorsque vous entrez dans le voyage de la perte de poids et de la préservation d'une silhouette mince, il est impératif de démanteler les fausses idées qui peuvent obstruer vos progrès. Les mythes circulant autour de la perte de poids peuvent provoquer confusion et vous éloigner des approches véritablement efficaces.

Mythe 1 : les régimes drastiques sont la clé

L'une des fausses idées les plus répandues est que les régimes stricts et restrictifs représentent la clef pour perdre du poids rapidement. Cependant, la réalité est que ces régimes extrêmes ont rarement un caractère durable. Bien qu'ils puissent initialement entraîner une perte de poids, leur difficulté à être suivis souvent se solde par des rechutes fréquentes. Plutôt que de choisir des régimes restrictifs, privilégiez une approche équilibrée et soutenable qui se concentre sur une alimentation nutritive et une activité physique régulière.

Mythe 2 : éviter tous les glucides

Il existe une idée fausse répandue selon laquelle tous les glucides doivent être évités pour perdre du poids. Cependant, il est important de comprendre que tous les glucides ne sont pas égaux. Les glucides complexes provenant de sources telles que les céréales complètes, les légumes et les fruits sont essentiels pour fournir de l'énergie à votre corps. Éliminer complètement les glucides peut entraîner des carences nutritionnelles et compromettre vos niveaux d'énergie. Choisissez des glucides nutritifs et respectez des portions contrôlées.

Mythe 3 : les régimes à la mode sont la solution

Les régimes à la mode, souvent promus par les médias et les personnalités publiques, peuvent sembler séduisants. Cependant, il est important de comprendre que ces régimes ne reposent souvent que sur des preuves limitées et ne sont pas adaptés à tout le monde. Suivre aveuglément une mode alimentaire peut entraîner des carences en nutriments essentiels et ne pas correspondre à vos besoins individuels. Plutôt que de succomber à la pression des régimes populaires, optez pour une approche personnalisée basée sur des choix éclairés.

Mythe 4 : les grignotages sont interdits

Un mythe courant est que les grignotages sont à proscrire lorsque vous tentez de perdre du poids. Cependant, les collations saines peuvent jouer un rôle important dans la gestion de l'appétit et le maintien de niveaux d'énergie stables. Optez pour des collations nutritives, telles que des fruits, des légumes coupés ou des noix, pour éviter les fringales et maintenir un métabolisme actif.

Mythe 5 : les produits "light" sont toujours meilleurs

Les produits "light" peuvent sembler être une alternative saine, mais ce n'est pas toujours le cas. Souvent, ces produits contiennent des édulcorants artificiels et des additifs pour compenser la réduction de matières grasses ou de sucre. Il est important de lire attentivement les étiquettes et de privilégier les aliments entiers et non transformés pour une alimentation plus nutritive.

Mythe 6 : les suppléments sont la clé de la perte de poids

Les suppléments pour la perte de poids abondent sur le marché, mais ils ne représentent pas de solution miraculeuse. Aucun supplément ne peut se substituer à une alimentation équilibrée et à une activité physique régulière. Si vous envisagez des suppléments, consultez un professionnel de la santé pour vous assurer de leur pertinence pour vous et de leur fondement dans des preuves scientifiques solides.

Mythe 7 : il faut éviter les graisses

L'idée que toutes les graisses sont néfastes est un mythe persistant. Les graisses saines, telles que celles présentes dans les avocats, les noix, les graines et les huiles végétales, sont essentielles pour le bon fonctionnement de votre corps. Elles favorisent la satiété, soutiennent la santé cardiaque et constituent une source d'énergie durable. Limitez les graisses saturées et trans, mais n'éliminez pas entièrement les graisses de votre alimentation.

Mythe 8 : plus d'exercice signifie plus de perte de poids

Il est fréquent de croire qu'une augmentation de l'exercice mène à une plus grande perte de poids. Cependant, la perte de poids dépend davantage de l'équilibre entre les calories consommées et celles brûlées. L'exercice est crucial pour la santé et peut aider à maintenir le métabolisme, mais il ne peut compenser une alimentation déséquilibrée. Une combinaison d'alimentation saine et d'activité physique régulière est la clé pour des résultats durables et positifs.

9 - La psychologie de la perte de poids

La perte de poids englobe une dimension psychologique profonde qui peut jouer un rôle essentiel dans votre succès à long terme. Comprendre la psychologie de la perte de poids est crucial pour développer une approche durable et efficace en matière de bien-être. Les émotions, les croyances, les habitudes et la relation que vous entretenez avec la nourriture jouent tous un rôle majeur dans votre capacité à perdre du poids de manière significative et permanente.

Les émotions peuvent jouer un rôle majeur dans nos choix alimentaires. Le stress, l'ennui, la tristesse et même la joie peuvent influencer ce que nous mangeons et quand nous le faisons. Il est essentiel de reconnaître comment vos émotions interagissent avec vos habitudes alimentaires. Souvent, manger peut servir de mécanisme de gestion émotionnelle, offrant un réconfort temporaire mais pouvant conduire à des choix alimentaires peu sains et à des problèmes de poids à long terme. En développant des stratégies pour faire face aux émotions sans recourir à la nourriture, vous pouvez développer une relation plus équilibrée avec votre alimentation.

Les croyances et les attitudes que vous avez envers vous-même et votre capacité à perdre du poids jouent un rôle clé dans vos efforts. Si vous croyez que vous ne pouvez pas réussir ou que vous ne méritez pas d'atteindre vos objectifs, cela peut créer des obstacles auto-imposés. Développer une mentalité positive et une confiance en vos capacités est essentiel. Remplacez les pensées négatives par des affirmations positives et réalignez vos croyances pour soutenir vos objectifs de perte de poids. L'autocompassion et la bienveillance envers vous-même sont des éléments cruciaux pour maintenir une attitude positive et persévérante.

Les habitudes sont puissantes, car elles façonnent nos comportements de manière automatique. Les habitudes alimentaires sont ancrées dans notre cerveau, ce qui peut rendre difficile le changement de comportement. Cependant, en comprenant comment les habitudes sont formées, vous pouvez les modifier pour vous soutenir dans votre quête de perte de poids. Identifiez les habitudes qui ne vous servent pas et remplacez-les par des comportements plus sains. Par exemple, si vous avez l'habitude de grignoter devant la télévision, essayez de la remplacer par une activité relaxante comme la lecture ou la méditation.

La relation que vous entretenez avec la nourriture est un élément essentiel de la psychologie de la perte de poids. Éviter les régimes restrictifs et adopter une approche intuitive de l'alimentation peut vous aider à cultiver une relation plus saine avec la nourriture. Apprenez à écouter vos signaux de faim et de satiété, et privilégiez les aliments qui nourrissent votre corps et vous procurent du plaisir. Manger en pleine conscience, en étant pleinement présent pendant les repas, peut vous aider à savourer chaque bouchée et à éviter de manger de manière excessive.

La psychologie de la perte de poids joue un rôle central dans votre parcours vers une santé et un bien-être améliorés. En reconnaissant l'impact des émotions, des croyances, des habitudes et de la relation avec la nourriture, vous pouvez développer des stratégies efficaces pour surmonter les obstacles psychologiques et émotionnels. Cultiver une mentalité positive, modifier les habitudes malsaines et adopter une approche intuitive de l'alimentation peuvent vous aider à atteindre vos objectifs de perte de poids de manière équilibrée et durable.

10 - Cultiver une mentalité positive

Une mentalité positive est un atout puissant dans votre parcours vers la perte de poids et le maintien d'une silhouette mince. Votre état d'esprit joue un rôle essentiel dans votre capacité à surmonter les obstacles, à persévérer face aux défis et à adopter des comportements sains pour votre bien-être général. En développant une mentalité positive, vous pouvez renforcer votre motivation, améliorer votre estime de soi et créer un environnement mental propice à des choix de vie équilibrés.

La gratitude est une force puissante qui peut améliorer votre perspective globale. Prenez le temps chaque jour pour réfléchir à ce pour quoi vous êtes reconnaissant. Cela peut aller des aspects simples de la vie, comme avoir un toit au-dessus de votre tête, à des accomplissements personnels ou des moments de joie. La gratitude vous aide à vous concentrer sur le positif, renforçant ainsi votre mentalité optimiste et vous aidant à surmonter les défis avec résilience.

La pleine conscience implique d'être pleinement présent dans l'instant présent, en accordant une attention totale à ce que vous faites. Lorsque vous mangez, soyez conscient de chaque bouchée, de la texture, du goût et de l'expérience sensorielle. La pleine conscience vous aide à vous reconnecter avec vos sensations corporelles et vos signaux de faim et de satiété. Cela peut vous empêcher de manger de manière excessive et vous aider à apprécier davantage chaque repas. En pratiquant régulièrement la pleine conscience, vous pouvez éviter les comportements alimentaires impulsifs et émotionnels.

Les affirmations positives sont des déclarations que vous vous faites pour renforcer votre confiance en vous et votre motivation. Créez des affirmations spécifiques liées à vos objectifs de perte de poids et répétez-les régulièrement. Par exemple, dites-vous "Je suis en train de devenir plus fort et en meilleure santé chaque jour" ou "Je choisis des aliments nourrissants pour prendre soin de mon corps". Les affirmations positives renforcent vos croyances en vos capacités et renouvellent votre détermination à suivre un mode de vie sain.

La négativité peut être un obstacle majeur dans votre cheminement vers la perte de poids. Évitez les pensées autodestructrices et remplacez-les par des pensées positives et constructives. Plutôt que de vous concentrer sur ce que vous n'avez pas accompli, reconnaissez vos petites victoires et les progrès que vous avez faits. Lorsque vous identifiez des pensées négatives, demandez-vous si elles sont objectives ou si elles sont influencées par des émotions. En modifiant vos pensées, vous pouvez changer votre perception et renforcer votre mentalité positive.

La visualisation consiste à imaginer avec précision vos objectifs atteints. Prenez quelques minutes chaque jour pour visualiser votre succès en matière de perte de poids. Imaginez-vous avec la silhouette que vous désirez, ressentant la confiance et la fierté. La visualisation positive renforce votre motivation en vous montrant ce qui est possible. Cela peut également vous aider à surmonter les moments difficiles en vous rappelant pourquoi vous avez entrepris ce voyage de perte de poids.

L'environnement dans lequel vous évoluez peut avoir un impact sur votre mentalité. Entourez-vous de personnes positives qui soutiennent vos objectifs de perte de poids. Partagez vos aspirations avec des amis, des membres de votre famille ou même des groupes de soutien en ligne. Évitez les influences négatives qui pourraient compromettre votre confiance en vous et votre motivation. Plus vous êtes entouré de positivité, plus il sera facile de maintenir une mentalité optimiste et de rester concentré sur vos objectifs de perte de poids.

11 - Gérer les fringales et l'envie de grignoter

Lorsque vous vous efforcez de perdre du poids et de maintenir une silhouette mince, les fringales et l'envie de grignoter peuvent représenter des défis de taille. Ces impulsions alimentaires soudaines et irrésistibles peuvent surgir à tout moment, que ce soit pendant une pause au travail, devant la télévision en soirée ou même au milieu d'une journée stressante. Gérer ces fringales de manière efficace et saine est crucial pour éviter de compromettre vos efforts de perte de poids. En développant des stratégies pour faire face à ces envies, vous pouvez maintenir le cap vers vos objectifs tout en préservant votre bien-être.

Une approche judicieuse pour gérer les fringales consiste à cultiver une conscience accrue de vos choix alimentaires. Plutôt que de céder automatiquement à l'envie de grignoter, prenez un moment pour réfléchir à vos motivations. Demandez-vous si cette envie est motivée par une faim physique authentique ou si elle découle d'émotions telles que le stress, l'anxiété ou l'ennui. En prenant conscience de ce qui déclenche ces pulsions, vous pouvez mieux contrôler vos réactions et faire des choix alimentaires plus réfléchis.

La pleine conscience peut également s'avérer efficace pour gérer les fringales. Au lieu de manger de manière automatique et distraite, accordez une attention totale à votre repas ou à votre collation. Évitez de manger en regardant la télévision ou en naviguant sur votre téléphone. En vous concentrant sur la texture, le goût et l'odeur des aliments, vous pouvez développer une connexion plus profonde avec votre expérience alimentaire, ce qui peut vous aider à reconnaître plus facilement les signaux de satiété de votre corps.

Un moyen stratégique de prévenir les fringales consiste à planifier des repas équilibrés et nourrissants tout au long de la journée. Assurez-vous que vos repas comprennent une combinaison de protéines, de glucides complexes et de graisses saines. Cette approche aide à stabiliser votre glycémie, évitant ainsi les fluctuations brusques qui peuvent déclencher les fringales. Optez pour des aliments riches en fibres, car ils favorisent la satiété et vous aident à vous sentir rassasié plus longtemps.

Avoir des collations nutritives à portée de main peut également être une tactique efficace pour faire face aux fringales. Lorsque vous ressentez une petite faim entre les repas, optez pour des options telles que des légumes coupés, des fruits frais ou des noix. Cela vous permet de satisfaire votre faim de manière saine tout en évitant les choix impulsifs de grignotines riches en calories et en sucres.

Enfin, ne sous-estimez pas le rôle du stress dans les fringales. Le stress peut entraîner des envies de grignoter, souvent vers des aliments riches en sucres et en graisses. Intégrez des techniques de gestion du stress dans votre routine quotidienne, telles que la méditation, la respiration profonde ou le yoga. Ces méthodes peuvent vous aider à réduire votre réaction au stress et à éviter de recourir à la nourriture comme mécanisme de gestion des émotions.

Gérer les fringales et l'envie de grignoter nécessite une approche consciente et proactive. En reconnaissant les déclencheurs, en pratiquant la pleine conscience, en optant pour des choix alimentaires équilibrés et en développant des stratégies de gestion du stress, vous pouvez prévenir les fringales et maintenir le cap vers vos objectifs de perte de poids de manière durable.

12 - La planification des repas

La planification des repas est un pilier fondamental lorsque vous aspirez à perdre du poids de manière efficace tout en maintenant une silhouette mince et en favorisant une santé optimale. Cette approche stratégique en matière d'alimentation vous permet de contrôler votre apport calorique, d'équilibrer vos nutriments et de prévenir les fringales impulsives qui peuvent entraver vos progrès. Bien qu'elle demande un certain investissement en termes de réflexion et de préparation, la planification des repas peut se révéler être un atout puissant dans votre quête d'un mode de vie sain et équilibré.

La base de la planification des repas réside dans son intégration quotidienne dans votre routine. Il est crucial de prendre le temps de planifier et d'organiser vos repas et collations pour la journée à venir. En anticipant ainsi vos choix alimentaires, vous pouvez prendre des décisions éclairées et éviter les décisions impulsives motivées par la faim ou les envies. Grâce à l'établissement d'un plan clair, vous avez la liberté de choisir des aliments qui répondent à vos besoins nutritionnels spécifiques tout en évitant les excès non souhaités.

La création d'une routine alimentaire cohérente joue également un rôle déterminant. Fixez des moments réguliers pour prendre vos repas et collations, car cette régularité contribue à maintenir une glycémie stable et à réduire les risques de fringales incontrôlées. Cependant, n'oubliez pas d'inclure une certaine flexibilité pour faire face aux imprévus tout en maintenant une structure temporelle.

Lorsque vous planifiez vos repas, veillez à intégrer une variété d'aliments riches en nutriments essentiels. Priorisez les protéines maigres pour soutenir la construction musculaire, les glucides complexes tels que les grains entiers pour fournir une énergie durable et les graisses saines comme celles présentes dans les avocats et les noix pour le bon fonctionnement de votre organisme.

Pour faciliter ce processus, envisagez de préparer vos repas à l'avance. Préparez les ingrédients, découpez les légumes et divisez les portions pour les jours à venir. Cette stratégie vous permet d'éviter d'être pris au dépourvu et de faire des choix alimentaires moins sains en raison du manque de temps.

Cependant, il est important de maintenir un certain degré de souplesse dans votre approche. Parfois, malgré une planification minutieuse, des circonstances imprévues surviennent. Dans ces moments, rappelez-vous vos objectifs et privilégiez les choix alimentaires les plus sains parmi les options disponibles. Si vous devez manger à l'extérieur, prenez le temps de sélectionner des plats nutritifs et évitez les tentations moins bénéfiques.

La planification des repas est un outil précieux pour gérer vos apports caloriques, équilibrer vos nutriments et maintenir vos efforts de perte de poids sur la durée. En adoptant une approche réfléchie, en établissant une routine alimentaire structurée et en préparant vos repas à l'avance, vous créez un environnement propice à des choix alimentaires sains et durables. Faites preuve d'adaptabilité face aux imprévus et continuez à placer votre bien-être global au centre de vos préoccupations. La planification des repas représente un investissement direct dans votre santé à long terme et votre succès continu dans la réalisation de vos objectifs.

13 - Les bienfaits des aliments riches en fibres

Les bienfaits des aliments riches en fibres sont inestimables pour la santé et jouent un rôle essentiel dans la perte de poids et le maintien d'une silhouette mince. Les fibres alimentaires, présentes dans une variété d'aliments d'origine végétale, offrent une multitude d'avantages pour le corps, allant au-delà de la simple amélioration du transit intestinal.

Tout d'abord, les aliments riches en fibres contribuent à la satiété et au contrôle de l'appétit. Les fibres sont des composants volumineux et indigestes, ce qui signifie qu'ils prennent plus de place dans l'estomac sans apporter de calories significatives. Lorsque vous consommez des aliments riches en fibres, vous avez tendance à vous sentir rassasié plus rapidement et plus longtemps. Cela peut vous aider à éviter les grignotages et à maintenir un apport calorique modéré, ce qui est crucial pour la perte de poids et le maintien d'une silhouette mince.

En plus de leur effet sur la satiété, les fibres alimentaires jouent un rôle clé dans la régulation de la glycémie. Les fibres ralentissent l'absorption des sucres dans le sang, ce qui évite les pics soudains de glycémie suivis de chutes brutales. Cela maintient une énergie stable tout au long de la journée, réduisant ainsi les envies de sucreries et les fringales. Une glycémie stable est également bénéfique pour la gestion du poids, car elle évite les fluctuations qui peuvent entraîner une surconsommation alimentaire.

Les fibres ont également un impact positif sur la digestion. Elles favorisent un transit intestinal régulier en ajoutant du volume aux selles et en prévenant la constipation. Une digestion saine est essentielle pour l'élimination efficace des toxines et des déchets du corps. De plus, une bonne digestion peut contribuer à un ventre moins gonflé et à une sensation de légèreté, ce qui est particulièrement apprécié lorsque vous travaillez à maintenir une silhouette mince.

Lorsque vous consommez des aliments riches en fibres, vous encouragez également la santé intestinale. Les fibres agissent comme un prébiotique naturel, fournissant de la nourriture pour les bonnes bactéries intestinales. Une flore intestinale équilibrée est liée à de nombreux aspects de la santé, notamment le système immunitaire, la régulation de l'inflammation et même la santé mentale. Prendre soin de vos intestins est donc une étape importante pour soutenir votre bien-être global.

Les avantages des fibres ne se limitent pas uniquement à l'intérieur de votre corps. Les aliments riches en fibres sont souvent naturellement faibles en calories et riches en nutriments. Ils offrent une variété de vitamines, de minéraux et d'antioxydants qui favorisent la santé en général. En incorporant davantage de fruits, de légumes, de légumineuses et de grains entiers dans votre alimentation, vous soutenez votre corps avec les éléments essentiels dont il a besoin pour fonctionner à son meilleur niveau.

Les bienfaits des aliments riches en fibres sont multiples et impactent positivement votre quête de perte de poids et de maintien d'une silhouette mince. Les fibres contribuent à la satiété, au contrôle de l'appétit, à la régulation de la glycémie, à la digestion saine et à la santé intestinale. En incorporant ces aliments dans votre alimentation quotidienne, vous créez un environnement favorable à une gestion efficace du poids et à une santé globale optimale. Prenez plaisir à découvrir et à savourer une variété d'aliments riches en fibres, et faites-en un élément essentiel de votre parcours vers une vie plus saine et équilibrée.

14 - Protéines : votre allié pour la minceur

Les protéines jouent un rôle crucial dans votre quête pour maintenir une silhouette mince et atteindre vos objectifs de perte de poids. En tant qu'allié puissant, les protéines offrent une multitude d'avantages pour la santé et la composition corporelle, allant bien au-delà de la simple construction musculaire.

Tout d'abord, les protéines ont un effet majeur sur la satiété et le contrôle de l'appétit. Lorsque vous consommez des protéines, votre corps nécessite plus de temps et d'énergie pour les décomposer. Cela signifie que vous vous sentez rassasié plus longtemps après avoir mangé des protéines par rapport à d'autres types d'aliments. Cette sensation de satiété prolongée peut vous aider à éviter les grignotages entre les repas et à maintenir un apport calorique modéré, essentiel pour la perte de poids et le maintien d'une silhouette mince.

En plus de leur effet sur la satiété, les protéines sont également essentielles pour la préservation de la masse musculaire. Lorsque vous suivez un régime pour perdre du poids, il est important de veiller à ce que la perte de poids provienne principalement de la graisse corporelle plutôt que de la masse musculaire. Les protéines jouent un rôle crucial dans la préservation de vos muscles tout en perdant du poids, ce qui est essentiel pour maintenir un métabolisme actif et éviter le fameux effet yo-yo.

De plus, les protéines ont un impact significatif sur le métabolisme. La digestion et le métabolisme des protéines nécessitent plus d'énergie que pour d'autres macronutriments, tels que les glucides et les graisses. Cela signifie que votre corps brûle plus de calories pour décomposer les protéines, contribuant ainsi à un métabolisme plus rapide. Un métabolisme efficace est un facteur clé dans la gestion du poids à long terme.

Les protéines sont également essentielles pour le maintien de la masse maigre pendant la perte de poids. Lorsque vous consommez suffisamment de protéines, votre corps est plus enclin à puiser dans les réserves de graisse plutôt que dans les muscles pour l'énergie. Cela aide à préserver la composition corporelle tout en favorisant la perte de graisse.

Les protéines offrent également un avantage en termes de régulation de l'appétit. Les protéines peuvent influencer les hormones responsables de la régulation de l'appétit, telles que la leptine et la ghréline. Une consommation adéquate de protéines peut aider à supprimer l'appétit et à réduire les fringales, ce qui facilite le contrôle de l'apport calorique.

Les protéines sont un allié essentiel pour la minceur et la perte de poids. Elles contribuent à la satiété, à la préservation de la masse musculaire, à l'accélération du métabolisme et à la régulation de l'appétit. En incorporant une variété de sources de protéines maigres dans votre alimentation, comme le poulet, le poisson, les légumineuses et les produits laitiers faibles en gras, vous créez un environnement propice à la réussite de vos objectifs de santé et de forme physique. Les protéines sont bien plus qu'un simple élément de votre alimentation, elles sont un atout stratégique pour une vie plus saine et équilibrée.

15 - Les graisses saines à incorporer dans votre régime

Les graisses saines sont un élément vital à incorporer dans votre régime alimentaire pour soutenir une silhouette mince et favoriser une santé optimale. Contrairement à la croyance populaire, toutes les graisses ne sont pas créées égales. Les graisses saines, également connues sous le nom de graisses insaturées, jouent un rôle clé dans de nombreux processus biologiques et offrent une multitude d'avantages pour votre bien-être global.

Tout d'abord, les graisses saines sont une source concentrée d'énergie. Elles fournissent un apport calorique dense qui peut être utilisé efficacement par votre corps pour soutenir vos activités quotidiennes et vos efforts d'exercice. L'incorporation de graisses saines dans votre régime alimentaire peut vous aider à maintenir un niveau d'énergie stable tout au long de la journée, évitant ainsi les pics et les chutes d'énergie qui peuvent mener à des fringales et à des choix alimentaires moins sains.

Les graisses saines jouent également un rôle crucial dans la santé cardiaque. Les graisses insaturées, telles que les acides gras monoinsaturés et polyinsaturés, peuvent contribuer à réduire le taux de cholestérol LDL (le "mauvais" cholestérol) dans le sang. Une alimentation riche en graisses saines peut ainsi aider à maintenir des niveaux de cholestérol sains et à réduire le risque de maladies cardiovasculaires.

En outre, les graisses saines favorisent une peau saine et éclatante. Les graisses insaturées jouent un rôle dans la structure cellulaire de la peau, aidant à maintenir son élasticité et son hydratation. En intégrant des graisses saines dans votre régime alimentaire, vous pouvez contribuer à une apparence saine et rayonnante de votre peau.

Les graisses saines ont également des propriétés anti-inflammatoires. L'inflammation chronique est liée à de nombreuses maladies chroniques, notamment les maladies cardiaques, le diabète de type 2 et certaines formes de cancer. Les graisses saines, en particulier les acides gras oméga-3 présents dans les poissons gras comme le saumon et les graines de lin, peuvent aider à réduire l'inflammation et à favoriser une meilleure santé globale.

Lorsque vous incorporez des graisses saines dans votre régime alimentaire, veillez à privilégier les sources de qualité. Les avocats, les noix, les graines, les huiles végétales non raffinées et les poissons gras sont d'excellentes sources de graisses saines. Évitez les graisses saturées présentes dans les aliments transformés et les produits riches en matières grasses d'origine animale.

Les graisses saines sont un élément essentiel à intégrer dans votre régime alimentaire pour favoriser une silhouette mince et une santé optimale. Elles fournissent de l'énergie, soutiennent la santé cardiaque, améliorent la qualité de la peau et ont des propriétés anti-inflammatoires. En choisissant des sources de graisses saines de haute qualité et en les incorporant judicieusement dans vos repas, vous créez un environnement propice à la réalisation de vos objectifs de bien-être et de forme physique. Les graisses saines sont un pilier fondamental d'une alimentation équilibrée et durable.

16 - Les glucides complexes et l'énergie durable

Les glucides complexes sont les piliers d'une alimentation équilibrée qui favorise l'énergie durable, la satiété et la gestion du poids. Contrairement aux glucides simples, tels que les sucres raffinés, les glucides complexes fournissent une libération d'énergie prolongée, ce qui en fait un élément essentiel de votre régime alimentaire pour maintenir une silhouette mince et une santé optimale.

Les glucides complexes se trouvent dans une variété d'aliments riches en nutriments, tels que les grains entiers, les légumes, les légumineuses et les fruits. Ils se caractérisent par leur structure chimique plus complexe, qui nécessite plus de temps pour être décomposée par le système digestif. Cette dégradation plus lente signifie que les glucides complexes libèrent progressivement du glucose dans le sang, fournissant ainsi une source d'énergie constante sur une période prolongée.

Une des principales raisons pour lesquelles les glucides complexes sont essentiels pour maintenir une silhouette mince réside dans leur effet sur la satiété et la régulation de l'appétit. Lorsque vous consommez des glucides complexes, votre glycémie reste stable, évitant ainsi les pics et les chutes brutales qui peuvent déclencher des fringales et des envies de sucreries. Une stabilité de la glycémie est cruciale pour maintenir un contrôle de l'appétit et éviter les grignotages excessifs.

De plus, les glucides complexes sont riches en fibres, un élément qui contribue également à la sensation de satiété. Les fibres ajoutent du volume aux aliments et ralentissent la digestion, ce qui signifie que vous vous sentez rassasié plus longtemps après avoir consommé des aliments riches en fibres. Cette sensation de satiété prolongée peut vous aider à éviter les excès alimentaires et à maintenir un apport calorique modéré, ce qui est crucial pour la perte de poids et le maintien d'une silhouette mince.

Les glucides complexes jouent un rôle vital dans la fourniture d'énergie pour vos activités quotidiennes et vos séances d'exercice. Lorsque vous consommez des glucides complexes, votre corps stocke le glucose sous forme de glycogène dans les muscles et le foie. Ce glycogène est disponible pour être converti en énergie lorsque vous en avez besoin. Les glucides complexes sont donc particulièrement importants pour soutenir des séances d'exercice efficaces et pour maintenir votre niveau d'énergie tout au long de la journée.

L'incorporation de glucides complexes dans votre régime alimentaire nécessite une sélection judicieuse des sources. Les grains entiers, tels que l'avoine, le quinoa, le riz brun et le pain complet, sont d'excellentes sources de glucides complexes. Les légumes et les légumineuses sont également riches en glucides complexes, en plus de fournir une variété de vitamines, de minéraux et de fibres.

Il est important de noter que la quantité de glucides complexes que vous consommez doit être adaptée à vos besoins individuels. En fonction de votre niveau d'activité, de vos objectifs de perte de poids et de votre métabolisme, les besoins en glucides peuvent varier. Il est recommandé de consulter un professionnel de la santé ou un nutritionniste pour déterminer la quantité appropriée de glucides complexes à inclure dans votre alimentation.

Les glucides complexes jouent un rôle essentiel dans la fourniture d'une énergie durable, la régulation de l'appétit et la gestion du poids. En choisissant des sources de glucides complexes riches en nutriments, vous créez un environnement alimentaire favorable à une silhouette mince et à une santé optimale. Les glucides complexes sont bien plus qu'une simple source d'énergie ; ils sont un élément fondamental pour maintenir votre bien-être général et atteindre vos objectifs de forme physique.

17 – Contrôler les portions et éviter la suralimentation

Contrôler les portions et éviter la suralimentation sont des stratégies essentielles pour maintenir une silhouette mince et favoriser une alimentation équilibrée. Dans un monde où les portions servies sont souvent plus grandes que nos besoins réels, il est important de développer une conscience de ce que nous mangeons et de la quantité que nous consommons.

L'une des raisons principales pour lesquelles le contrôle des portions est si crucial est que la suralimentation peut entraîner un apport calorique excessif. Manger plus de calories que ce dont votre corps a réellement besoin peut conduire à un gain de poids indésirable. Les portions excessives peuvent provenir de repas au restaurant, de collations non mesurées ou de la consommation d'aliments très caloriques.

Une astuce efficace pour contrôler les portions est de manger consciemment et de prendre le temps de savourer chaque bouchée. Cela permet à votre cerveau de reconnaître les signaux de satiété, ce qui peut vous aider à éviter de trop manger. Manger lentement donne également à votre corps le temps de signaler que vous êtes rassasié, ce qui peut vous empêcher de vous sentir trop plein.

L'utilisation d'assiettes plus petites peut également aider à contrôler les portions. Lorsque vous utilisez des assiettes plus grandes, vous avez tendance à servir plus de nourriture pour "remplir" l'assiette. En optant pour des assiettes plus petites, vous êtes automatiquement enclin à servir moins de nourriture, ce qui peut vous aider à éviter la suralimentation.

Il est important de noter que la qualité de la nourriture que vous consommez joue également un rôle dans le contrôle des portions. Les aliments riches en nutriments, tels que les légumes, les fruits, les protéines maigres et les grains entiers, fournissent une sensation de satiété plus durable par rapport aux aliments transformés riches en calories vides. En incorporant davantage de ces aliments dans votre alimentation, vous êtes plus susceptible de vous sentir satisfait avec des portions plus petites.

Lorsque vous évaluez les portions, il peut être utile d'utiliser des outils tels que des balances de cuisine ou des tasses à mesurer pour avoir une idée précise des quantités que vous consommez. Bien que cela puisse sembler contraignant au début, cela peut vous aider à mieux comprendre vos habitudes alimentaires et à ajuster vos portions en conséquence.

Une autre approche pour éviter la suralimentation est de rester attentif à vos signaux de faim et de satiété. Apprenez à reconnaître lorsque vous avez réellement faim et arrêtez de manger lorsque vous vous sentez rassasié, même s'il reste de la nourriture dans votre assiette. Écouter votre corps et respecter ses signaux est essentiel pour éviter la suralimentation.

Le contrôle des portions et la prévention de la suralimentation sont des éléments clés pour maintenir une silhouette mince et une alimentation équilibrée. Manger consciemment, utiliser des assiettes plus petites, privilégier des aliments riches en nutriments et rester attentif à vos signaux de faim et de satiété sont des stratégies efficaces pour éviter de trop manger. En développant une relation saine avec la nourriture et en prenant des décisions alimentaires éclairées, vous créez un environnement favorable à votre bien-être général et à vos objectifs de forme physique.

18 - Astuces pour manger en pleine conscience

Manger en pleine conscience, c'est une pratique qui peut transformer la façon dont vous interagissez avec la nourriture, favoriser une alimentation plus équilibrée et soutenir vos objectifs de maintien d'une silhouette mince. Cette approche consiste à être totalement présent et conscient pendant les repas, en savourant chaque bouchée et en prenant le temps de reconnaître les signaux de faim et de satiété de votre corps.

L'une des astuces clés pour manger en pleine conscience est de ralentir. Prenez le temps de savourer chaque bouchée, en prenant conscience des textures, des saveurs et des sensations que vous ressentez en mangeant. Manger lentement permet à votre cerveau de communiquer avec votre estomac et de reconnaître les signaux de satiété plus rapidement, ce qui peut vous aider à éviter de trop manger.

Une autre astuce consiste à éliminer les distractions pendant les repas. Éloignez-vous des écrans, des téléphones et des ordinateurs. En étant pleinement présent pendant les repas, vous pouvez vous concentrer sur la nourriture que vous mangez et les sensations que vous ressentez en mangeant. Cela peut vous aider à éviter de manger automatiquement ou de manger plus que nécessaire.

La pratique de la gratitude envers la nourriture est également une composante importante de manger en pleine conscience. Prenez un moment avant de commencer à manger pour exprimer de la gratitude pour les aliments que vous avez devant vous. Prenez conscience de l'effort qui a été nécessaire pour cultiver, récolter et préparer ces aliments, et reconnaissez la chance que vous avez de les avoir à votre disposition.

Lorsque vous mangez en pleine conscience, essayez de vous concentrer sur les sensations physiques et les signaux de votre corps. Portez attention à votre faim et à votre satiété. Demandez-vous si vous mangez parce que vous avez faim ou simplement par habitude, ennui ou émotion. Écoutez votre corps et arrêtez de manger lorsque vous vous sentez satisfait, même si vous avez encore de la nourriture dans votre assiette.

Une autre astuce pour manger en pleine conscience est de prendre conscience de vos émotions et de votre état d'esprit lorsque vous mangez. Parfois, nous avons tendance à manger émotionnellement, en utilisant la nourriture pour soulager le stress, l'anxiété ou l'ennui. En étant attentif à vos émotions, vous pouvez développer des alternatives plus saines pour faire face aux défis émotionnels et éviter la suralimentation.

La pratique de la pleine conscience peut également s'étendre aux courses et à la préparation des repas. Lorsque vous faites vos courses, prenez le temps de choisir des aliments qui favorisent votre bien-être. Lorsque vous préparez vos repas, prenez plaisir à cuisiner et à créer des plats équilibrés qui nourrissent votre corps.

Manger en pleine conscience est une approche puissante pour favoriser une alimentation équilibrée, maintenir une silhouette mince et cultiver une relation saine avec la nourriture. Les astuces telles que manger lentement, éliminer les distractions, pratiquer la gratitude, être attentif à vos sensations corporelles et émotionnelles, ainsi que prendre conscience de vos choix alimentaires lors des courses et de la préparation des repas, peuvent transformer votre expérience alimentaire. En développant une pratique de pleine conscience autour de la nourriture, vous créez un espace pour une alimentation plus consciente, équilibrée et alignée avec vos objectifs de santé et de forme physique.

19 - Les avantages du suivi alimentaire

Le suivi alimentaire est une pratique précieuse pour maintenir une silhouette mince, améliorer vos habitudes alimentaires et atteindre vos objectifs de santé. Que ce soit pour perdre du poids, maintenir un mode de vie sain ou simplement prendre conscience de ce que vous mangez, le suivi alimentaire peut offrir de nombreux avantages pour votre bien-être général.

L'un des principaux avantages du suivi alimentaire est qu'il vous permet de prendre conscience de ce que vous consommez réellement. Il peut être surprenant de constater à quel point nous pouvons sous-estimer ou surestimer nos portions et nos choix alimentaires. En enregistrant vos repas et vos collations, vous obtenez une image précise de votre consommation quotidienne, ce qui peut vous aider à identifier les domaines où des ajustements peuvent être nécessaires.

Le suivi alimentaire peut également vous aider à identifier les habitudes alimentaires malsaines et les schémas de comportement. Par exemple, en notant vos choix alimentaires, vous pourriez remarquer que vous avez tendance à grignoter lors des moments de stress ou à sauter des repas régulièrement. Cette prise de conscience peut vous aider à développer des stratégies pour gérer ces habitudes et les remplacer par des choix plus sains.

Une autre valeur du suivi alimentaire réside dans sa capacité à mettre en lumière les associations entre ce que vous mangez et comment vous vous sentez. En notant vos repas et vos émotions, vous pourriez remarquer des tendances telles que manger davantage en réponse au stress ou aux émotions négatives. Cette compréhension peut vous aider à développer des mécanismes de gestion émotionnelle plus sains et à éviter de manger par réconfort.

Le suivi alimentaire peut également vous aider à identifier les lacunes nutritionnelles dans votre alimentation. En enregistrant vos choix alimentaires, vous pouvez voir si vous consommez une variété suffisante de nutriments essentiels tels que les vitamines, les minéraux, les protéines et les fibres. Cette prise de conscience peut vous encourager à incorporer une plus grande diversité d'aliments nutritifs dans votre régime alimentaire.

Un avantage clé du suivi alimentaire est sa capacité à favoriser une plus grande responsabilité. Lorsque vous enregistrez vos repas, vous êtes plus conscient de vos choix alimentaires et de l'impact qu'ils ont sur vos objectifs de santé. Cela peut vous aider à rester motivé à faire des choix plus sains et à éviter les excès alimentaires.

Le suivi alimentaire peut également vous aider à planifier vos repas de manière plus stratégique. En connaissant vos choix alimentaires prévus à l'avance, vous pouvez vous assurer que votre alimentation est équilibrée et répond à vos besoins nutritionnels. Cela peut vous aider à éviter les décisions impulsives et à opter pour des choix plus sains.

Une des valeurs du suivi alimentaire réside dans sa capacité à fournir des données tangibles sur vos progrès. En enregistrant régulièrement vos repas et vos habitudes alimentaires, vous pouvez voir comment votre alimentation évolue au fil du temps. Cela peut être particulièrement motivant lorsque vous commencez à remarquer des changements positifs dans vos choix alimentaires et vos résultats de santé.

Il est important de noter que le suivi alimentaire doit être une pratique consciente et positive. Il ne doit pas conduire à une obsession malsaine de la nourriture ni à des sentiments de culpabilité. L'objectif du suivi alimentaire est de vous aider à mieux comprendre vos choix alimentaires, à développer des habitudes alimentaires plus saines et à atteindre vos objectifs de santé de manière durable.

Le suivi alimentaire offre de nombreux avantages pour maintenir une silhouette mince, améliorer vos habitudes alimentaires et atteindre vos objectifs de santé. En enregistrant vos repas et vos collations, vous pouvez prendre conscience de vos choix alimentaires, identifier des habitudes malsaines, comprendre les associations entre la nourriture et les émotions, relever les lacunes nutritionnelles et développer une plus grande responsabilité envers votre santé. Lorsqu'il est pratiqué de manière consciente et positive, le suivi alimentaire peut être un outil précieux pour créer un environnement alimentaire favorable à votre bien-être général et à vos aspirations de forme physique.

20 - Gérer les repas au restaurant

Gérer les repas au restaurant peut être un défi lorsqu'on cherche à maintenir une silhouette mince et à adopter des habitudes alimentaires saines. Cependant, avec une planification préalable et des choix judicieux, il est tout à fait possible de profiter de repas délicieux tout en respectant vos objectifs de santé. Voici des stratégies pour vous aider à naviguer avec succès dans les menus des restaurants et à prendre des décisions alimentaires éclairées.

Une des premières étapes pour gérer les repas au restaurant est de consulter le menu à l'avance. De nombreux restaurants publient leurs menus en ligne, ce qui vous permet de prendre le temps de choisir des options plus saines avant même d'arriver. En examinant le menu à l'avance, vous pouvez identifier des plats riches en légumes, en protéines maigres et en grains entiers, ce qui vous aidera à prendre une décision éclairée au moment de commander.

Lorsque vous consultez le menu, recherchez des plats qui sont préparés de manière légère et évitez ceux qui sont frits, panés ou riches en sauces crémeuses. Optez pour des méthodes de cuisson telles que la cuisson au four, la cuisson à la vapeur ou le grillage, qui sont généralement moins caloriques que la friture. Si les descriptions de menu ne fournissent pas suffisamment d'informations sur la préparation des plats, n'hésitez pas à poser des questions au serveur pour obtenir des détails supplémentaires.

Une autre stratégie efficace pour gérer les repas au restaurant est de contrôler les portions. Les portions servies dans les restaurants sont souvent plus grandes que ce dont vous avez réellement besoin. Vous pouvez demander au serveur de mettre de côté la moitié de votre plat dans une boîte à emporter avant de le servir. Cela vous évite de manger plus que nécessaire et vous laisse une délicieuse option pour un autre repas.

Lorsque vous commandez, privilégiez les plats qui sont riches en légumes et en protéines maigres. Les légumes fournissent des nutriments essentiels et ajoutent du volume à votre repas, ce qui peut vous aider à vous sentir rassasié avec moins de calories. Les protéines maigres, telles que le poulet grillé, le poisson ou les haricots, fournissent également une sensation de satiété durable.

Évitez les boissons sucrées et les cocktails riches en calories. Optez pour de l'eau, de l'eau pétillante ou des boissons non sucrées. Si vous choisissez de consommer de l'alcool, faites-le de manière modérée et choisissez des options avec moins de calories, comme un vin sec ou une boisson alcoolisée à base de spiritueux et de sodas diététiques.

Une fois que votre plat est servi, prenez le temps de manger lentement et de savourer chaque bouchée. Manger en pleine conscience peut vous aider à reconnaître les signaux de satiété plus rapidement et à éviter de trop manger. Posez vos couverts entre les bouchées et prenez des pauses pour discuter avec votre compagnie, ce qui peut également vous aider à manger plus lentement.

Si le menu propose des entrées, des plats principaux et des desserts, envisagez de partager ou de choisir des options plus légères. Par exemple, au lieu de commander une entrée et un plat principal, optez pour une entrée et un plat d'accompagnement. Si vous avez envie d'un dessert, partagez-le avec quelqu'un pour savourer le plaisir sucré sans exagérer les calories.

Lorsque vous commandez une salade, demandez la vinaigrette à part ou choisissez une option à base d'huile d'olive et de vinaigre. Évitez les vinaigrettes riches en crème ou en sucre ajouté, qui peuvent ajouter des calories inutiles à votre repas.

Enfin, soyez indulgent envers vous-même. Il est tout à fait acceptable de se permettre un plaisir occasionnel au restaurant, même lorsque vous essayez de maintenir une silhouette mince. L'équilibre et la modération sont des clés pour adopter des habitudes alimentaires durables. Si vous choisissez de profiter d'un plat plus indulgent, savourez-le pleinement et évitez de vous sentir coupable.

Gérer les repas au restaurant nécessite une planification préalable et des choix conscients. En consultant les menus à l'avance, en choisissant des plats préparés légèrement, en contrôlant les portions et en mangeant en pleine conscience, vous pouvez profiter d'une expérience de restaurant délicieuse tout en respectant vos objectifs de santé. Se rappeler que vous avez le contrôle sur vos choix alimentaires et être attentif à ce que vous mangez sont des éléments clés pour maintenir une silhouette mince et adopter des habitudes alimentaires saines, même lorsque vous êtes au restaurant.

21 - Les collations santé pour combler la faim

Les collations santé jouent un rôle essentiel dans le maintien d'une silhouette mince et dans la gestion de la faim tout au long de la journée. Bien choisies, les collations peuvent vous fournir l'énergie nécessaire entre les repas, vous aider à éviter les fringales et à maintenir des niveaux d'énergie stables. Cependant, il est important de faire des choix intelligents en matière de collations pour garantir qu'elles contribuent positivement à vos objectifs de santé.

L'une des premières choses à considérer lors du choix de collations est l'équilibre nutritionnel. Les collations idéales contiennent une combinaison de glucides, de protéines et de graisses saines. Cette combinaison aide à stabiliser votre glycémie, à maintenir votre énergie et à vous sentir rassasié plus longtemps. Par exemple, une collation équilibrée pourrait inclure des bâtonnets de carotte avec de l'houmous, des tranches de pomme avec du beurre d'amande ou un yaourt grec avec des baies.

Les fruits et les légumes frais sont d'excellentes options pour les collations. Ils sont riches en fibres, en vitamines et en minéraux, ce qui en fait des choix nutritifs pour combler la faim entre les repas. Les tranches de concombre, les bâtonnets de céleri, les quartiers d'orange et les morceaux de melon sont tous des exemples de collations à base de fruits et de légumes.

Les noix et les graines sont également d'excellentes collations pour combler la faim. Elles sont riches en graisses saines, en protéines et en fibres, ce qui les rend très nourrissantes. Cependant, il est important de les consommer avec modération, car elles sont également caloriques. Une petite poignée d'amandes, de noix de cajou ou de graines de tournesol peut constituer une collation satisfaisante.

Les produits laitiers faibles en gras ou sans gras, tels que le yaourt grec, le fromage cottage et les fromages allégés, sont d'autres options pour les collations. Ils fournissent une bonne dose de protéines et de calcium, ce qui peut contribuer à la sensation de satiété. Associez-les à des fruits frais ou à une poignée de noix pour une collation plus complète.

Les collations riches en protéines peuvent être particulièrement efficaces pour combler la faim et maintenir une silhouette mince. Les œufs durs, les tranches de dinde maigre, les morceaux de poulet grillé et les bâtonnets de tofu sont des exemples de collations riches en protéines. Les protéines sont digérées lentement par le corps, ce qui peut vous aider à vous sentir rassasié plus longtemps.

Lorsque vous choisissez des collations, tenez compte de la taille des portions. Même les collations santé peuvent contribuer aux calories totales de la journée si elles sont consommées en excès. Mesurer les portions ou utiliser des contenants pré-portionnés peut vous aider à éviter de trop manger.

Planifier vos collations à l'avance peut également être utile pour éviter de succomber aux options moins saines lorsque la faim frappe. Avoir des collations nutritives à portée de main au bureau, à la maison ou en déplacement peut vous aider à éviter les choix impulsifs et à maintenir une alimentation équilibrée.

Enfin, écoutez votre corps et respectez les signaux de faim et de satiété. Manger une collation lorsque vous ressentez une légère faim peut vous éviter de trop manger aux repas suivants. De même, arrêtez de manger lorsque vous vous sentez satisfait, même s'il reste de la nourriture dans votre assiette.

Les collations santé jouent un rôle important dans la gestion de la faim et le maintien d'une silhouette mince. En choisissant des collations équilibrées sur le plan nutritionnel, riches en glucides, protéines et graisses saines, vous pouvez combler la faim entre les repas et maintenir des niveaux d'énergie stables. Les fruits, les légumes, les noix, les graines, les produits laitiers faibles en gras et les sources de protéines maigres sont toutes d'excellentes options pour les collations. En planifiant à l'avance, en respectant les signaux de faim et de satiété et en faisant des choix conscients, vous pouvez intégrer les collations de manière efficace dans votre routine alimentaire, contribuant ainsi à vos objectifs de bien-être général et de forme physique.

22 - Les super-aliments pour la perte de poids

Les super-aliments, riches en nutriments et en bienfaits pour la santé, peuvent jouer un rôle important dans la perte de poids et le maintien d'une silhouette mince. Ces aliments sont naturellement denses en nutriments essentiels tels que les vitamines, les minéraux, les antioxydants et les fibres, ce qui en fait des choix puissants pour soutenir vos objectifs de santé. En incorporant ces super-aliments dans votre régime alimentaire, vous pouvez non seulement favoriser la perte de poids, mais aussi améliorer votre bien-être général.

Les légumes à feuilles vertes, tels que les épinards, le chou frisé et la roquette, sont parmi les super-aliments les plus populaires pour la perte de poids. Ils sont faibles en calories, riches en fibres et en antioxydants, ce qui les rend très nourrissants. Les légumes à feuilles vertes peuvent être ajoutés aux salades, aux smoothies ou cuits dans divers plats pour augmenter la teneur en nutriments de vos repas.

Les baies, comme les fraises, les myrtilles, les framboises et les mûres, sont également considérées comme des super-aliments pour la perte de poids. Elles sont riches en fibres, en vitamines et en antioxydants, et ont une teneur en calories relativement faible. Les baies peuvent être consommées seules en collation, ajoutées aux céréales ou aux yaourts, ou incorporées dans des smoothies pour une dose de saveur et de nutriments.

Les grains entiers, tels que l'avoine, le quinoa et le riz brun, sont des super-aliments qui fournissent des glucides complexes et des fibres. Ces aliments sont digérés lentement par le corps, ce qui peut vous aider à vous sentir rassasié plus longtemps. Les grains entiers peuvent être utilisés comme base pour les repas, comme accompagnement ou même transformés en collations saines, comme les barres de céréales maison.

Les légumineuses, y compris les haricots, les lentilles et les pois chiches, sont riches en protéines végétales, en fibres et en minéraux. Elles peuvent aider à favoriser la satiété et à stabiliser la glycémie. Les légumineuses peuvent être ajoutées aux salades, aux soupes ou aux plats principaux pour augmenter la teneur en nutriments et en protéines.

Les fruits à coque, comme les amandes, les noix de cajou et les noix, sont riches en graisses saines, en protéines et en fibres. Bien qu'ils soient caloriques, les fruits à coque peuvent être consommés en petites quantités comme collation pour vous aider à vous sentir rassasié et satisfait. Optez pour des versions non salées et non sucrées pour maximiser les bienfaits pour la santé.

Le poisson gras, tel que le saumon, le maquereau et les sardines, est un super-aliment riche en acides gras oméga-3, en protéines de haute qualité et en vitamines D et B12. Les acides gras oméga-3 ont été associés à des bienfaits pour la santé cardiaque et à une réduction de l'inflammation. Le poisson gras peut être cuit au four, grillé ou poêlé pour une option délicieuse et nutritive.

Les avocats sont un autre super-aliment qui peut soutenir vos objectifs de perte de poids. Ils sont riches en graisses mono-insaturées saines pour le cœur, en fibres et en vitamines. Les avocats peuvent être ajoutés aux salades, tartinés sur du pain complet ou utilisés pour préparer des guacamoles maison.

Le thé vert est souvent considéré comme un super-aliment pour ses propriétés antioxydantes et son potentiel à stimuler le métabolisme. Les catéchines présentes dans le thé vert peuvent contribuer à l'oxydation des graisses et à la gestion du poids. Consommer une tasse de thé vert non sucré peut être une façon agréable d'ajouter des antioxydants à votre journée.

Enfin, les œufs sont un super-aliment polyvalent qui peut contribuer à la perte de poids. Ils sont riches en protéines, ce qui peut favoriser la satiété et la préservation de la masse musculaire pendant la perte de poids. Les œufs peuvent être préparés de diverses manières, des œufs brouillés au petit-déjeuner aux œufs durs en collation.

En intégrant ces super-aliments dans votre régime alimentaire, vous pouvez optimiser votre apport en nutriments tout en soutenant vos objectifs de perte de poids. L'accent sur des aliments riches en nutriments, en fibres et en protéines peut vous aider à vous sentir rassasié et satisfait tout en maintenant une silhouette mince. Lorsque vous combinez ces super-aliments avec une alimentation équilibrée, une activité physique régulière et de bonnes habitudes de vie, vous créez un environnement favorable à votre bien-être général et à vos aspirations de forme physique.

23 - Les smoothies équilibrés et nutritifs

Les smoothies équilibrés et nutritifs sont une option délicieuse et pratique pour soutenir vos objectifs de perte de poids et maintenir une silhouette mince. En combinant une variété d'ingrédients riches en nutriments, vous pouvez créer des boissons savoureuses qui vous fournissent l'énergie nécessaire tout en satisfaisant vos papilles gustatives. Voici comment préparer des smoothies équilibrés qui contribuent à votre bien-être général.

La base d'un smoothie équilibré est généralement constituée de liquides. L'eau, le lait d'amande non sucré, le lait de coco léger et le yaourt grec faible en gras sont d'excellentes options. Choisissez un liquide qui convient à vos préférences personnelles et qui ajoute une texture agréable à votre smoothie.

Les fruits sont un composant essentiel des smoothies équilibrés. Ils apportent une douceur naturelle, des vitamines, des minéraux et des fibres. Les baies, les bananes, les mangues, les kiwis et les agrumes sont tous d'excellents choix. Les fruits congelés sont également pratiques car ils ajoutent une texture crémeuse au smoothie et éliminent le besoin de glaçons.

Les légumes sont un ajout nutritif à vos smoothies. Les épinards, le chou frisé et le concombre sont d'excellentes options pour augmenter la teneur en nutriments de votre boisson sans compromettre la saveur. Les légumes verts ajoutent des vitamines, des minéraux et des antioxydants tout en maintenant la teneur en calories basse.

Les protéines sont importantes pour vous aider à vous sentir rassasié et à maintenir la masse musculaire pendant la perte de poids. Les sources de protéines incluent le yaourt grec, le fromage cottage, le tofu soyeux, les poudres de protéines à base de plantes ou de lactosérum. Ajoutez une portion de protéines à votre smoothie pour en faire un repas satisfaisant.

Les graisses saines, telles que les avocats, les noix et les graines, peuvent être incorporées dans vos smoothies pour ajouter de la crémeosité et des bienfaits pour la satiété. Une cuillère à soupe d'huile de lin, de beurre d'amande ou de graines de chia peut fournir des graisses saines et des oméga-3 bénéfiques.

Pour optimiser la teneur en fibres de votre smoothie, ajoutez des graines de lin moulues, des graines de chia ou de l'avoine. Les fibres contribuent à la sensation de satiété et soutiennent une digestion saine.

Lors de la préparation de vos smoothies, évitez d'ajouter des sucres ajoutés tels que le sucre raffiné ou les sirops sucrés. Si vous avez besoin de sucrer légèrement votre smoothie, optez pour des édulcorants naturels comme le miel, le sirop d'érable ou les dattes.

Pour créer un smoothie équilibré, commencez par choisir une base liquide, ajoutez une ou deux portions de fruits, une portion de légumes verts, une source de protéines et une source de graisses saines. Utilisez un mélangeur de haute qualité pour assurer une consistance lisse et crémeuse.

Gardez à l'esprit que la taille des portions est importante. Même les smoothies équilibrés peuvent contenir des calories si vous en consommez de grandes quantités. Écoutez votre corps et arrêtez de boire une fois que vous vous sentez satisfait.

Les smoothies équilibrés et nutritifs peuvent être une ressource précieuse pour soutenir vos objectifs de perte de poids et maintenir une silhouette mince. En combinant judicieusement des ingrédients riches en nutriments tels que les fruits, les légumes, les protéines, les graisses saines et les fibres, vous pouvez créer des boissons délicieuses qui fournissent l'énergie nécessaire tout en satisfaisant votre faim. Les smoothies sont une option polyvalente qui peut être adaptée à vos préférences gustatives et à vos besoins nutritionnels. Lorsqu'ils sont préparés de manière équilibrée et consommés avec modération, les smoothies peuvent faire partie d'une alimentation saine et contribuer à votre bien-être général.

24 - Cuisiner à la maison : économie de calories

Cuisiner à la maison offre de nombreux avantages pour ceux qui cherchent à perdre du poids et à maintenir une silhouette mince. Non seulement cela vous permet de contrôler les ingrédients et les portions, mais cela peut également vous aider à économiser des calories en évitant les repas riches en graisses, en sucres ajoutés et en sodium que l'on trouve souvent à l'extérieur. En préparant vos repas à la maison, vous avez le pouvoir de choisir des aliments nutritifs et équilibrés qui soutiennent vos objectifs de santé.

Lorsque vous cuisinez à la maison, vous avez un contrôle total sur les ingrédients que vous utilisez. Cela signifie que vous pouvez choisir des options plus saines, telles que des protéines maigres, des légumes frais et des céréales complètes. Vous pouvez également éviter les ingrédients transformés, riches en additifs, en conservateurs et en graisses peu saines.

En cuisinant à la maison, vous pouvez également contrôler les portions. Les restaurants ont tendance à servir des portions plus grandes que ce dont vous avez réellement besoin, ce qui peut entraîner une consommation excessive de calories. En préparant vos repas, vous pouvez ajuster les portions en fonction de votre appétit et de vos besoins caloriques.

La cuisson à la maison vous permet d'utiliser des méthodes de cuisson plus saines. Optez pour la cuisson au four, la cuisson à la vapeur, le grillage ou la poêle antiadhésive au lieu de la friture. Ces méthodes nécessitent moins de matières grasses ajoutées, ce qui contribue à réduire la teneur en calories de vos plats.

Lorsque vous cuisinez à la maison, vous pouvez également surveiller la quantité de matières grasses ajoutées. Utilisez des matières grasses saines, comme l'huile d'olive, l'huile de coco ou l'avocat, avec parcimonie. Évitez les excès d'huile et de beurre, qui peuvent ajouter des calories inutiles à vos repas.

Une autre façon d'économiser des calories en cuisinant à la maison est de réduire la quantité de sucre ajouté. Choisissez des alternatives naturelles au sucre, comme le miel, le sirop d'érable ou les fruits frais, pour sucrer vos plats. Réduisez progressivement la quantité de sucre que vous ajoutez aux recettes pour vous habituer à des saveurs moins sucrées.

Les repas préparés à la maison sont également plus susceptibles d'être riches en fibres. Les fibres contribuent à la sensation de satiété et ralentissent la digestion, ce qui peut vous aider à vous sentir rassasié plus longtemps. Intégrez des aliments riches en fibres, comme les légumes, les fruits, les légumineuses et les céréales complètes, dans vos repas faits maison.

Lorsque vous préparez vos repas, faites preuve de créativité en utilisant des épices et des herbes pour rehausser la saveur de vos plats. Les épices peuvent ajouter de la saveur sans ajouter de calories significatives. Expérimentez avec des mélanges d'épices et d'herbes pour créer des repas savoureux et satisfaisants.

Préparer des repas à la maison vous donne également la possibilité de planifier à l'avance. En planifiant vos repas et vos collations, vous êtes moins susceptible de céder à des choix impulsifs ou peu sains lorsque la faim frappe. Planifiez vos repas pour inclure une variété d'aliments nutritifs et équilibrés qui vous soutiennent tout au long de la journée.

Enfin, impliquez votre famille ou vos colocataires dans la cuisine pour créer une atmosphère agréable et encourageante. Cuisiner à la maison peut devenir une activité sociale et amusante, et vous pouvez partager des idées de recettes saines les uns avec les autres.

Cuisiner à la maison peut contribuer de manière significative à l'économie de calories et au soutien de vos objectifs de perte de poids. En contrôlant les ingrédients, les portions, les méthodes de cuisson et les saveurs, vous avez la possibilité de créer des repas nutritifs et équilibrés qui favorisent une alimentation saine. La cuisson à la maison vous permet de prendre le contrôle de votre alimentation et de choisir des aliments qui soutiennent votre bien-être général et vos aspirations de forme physique.

25 - La perte de poids adaptée aux végétariens / végétaliens

La perte de poids adaptée aux végétariens et aux végétaliens repose sur des choix alimentaires réfléchis et une planification minutieuse pour garantir un apport nutritif adéquat tout en travaillant vers vos objectifs de perte de poids et de maintien d'une silhouette mince. Les régimes à base de plantes offrent de nombreuses options riches en nutriments qui peuvent soutenir votre bien-être général tout en favorisant la perte de poids. Voici comment aborder la perte de poids en tant que végétarien ou végétalien.

L'une des clés pour réussir à perdre du poids en tant que végétarien ou végétalien est de s'assurer que votre alimentation est équilibrée et variée. Les protéines végétales sont essentielles, car elles contribuent à la sensation de satiété et au maintien de la masse musculaire. Les légumineuses, les lentilles, les haricots, le tofu, le tempeh, les noix et les graines sont d'excellentes sources de protéines pour les végétariens et les végétaliens.

Les céréales complètes sont également importantes pour fournir de l'énergie durable tout au long de la journée. Optez pour des options comme le quinoa, le riz brun, l'avoine, le blé entier et l'épeautre. Les céréales complètes sont riches en fibres, ce qui contribue à la satiété et à une digestion saine.

Les légumes et les fruits devraient constituer une grande partie de votre alimentation. Ils sont riches en vitamines, minéraux, antioxydants et fibres. Les légumes à feuilles vertes, les légumes-racines, les légumes crucifères et les fruits colorés ajoutent de la variété et de la nutrition à vos repas.

Les sources de graisses saines sont essentielles pour une alimentation équilibrée. Les avocats, les noix, les graines, l'huile d'olive et les olives sont d'excellentes options. Les graisses saines soutiennent la santé cardiaque, la satiété et l'absorption des vitamines liposolubles.

Lorsque vous planifiez vos repas, assurez-vous d'inclure une combinaison de ces groupes alimentaires pour garantir un apport équilibré en macronutriments (protéines, glucides et graisses) et en micronutriments (vitamines et minéraux).

Gérer les nutriments clés est également important pour les végétariens et les végétaliens. Assurez-vous de consommer suffisamment de vitamine B12, de vitamine D, de fer, de calcium, d'oméga-3 et de zinc. Ces nutriments peuvent être plus rares dans un régime à base de plantes et peuvent nécessiter des compléments alimentaires ou une attention particulière.

En ce qui concerne les portions, surveillez-les pour éviter de trop manger. Même les aliments sains peuvent entraîner une prise de poids si les portions sont excessives. Utilisez des méthodes de cuisson saines, comme la cuisson au four, la cuisson à la vapeur et la poêle antiadhésive, pour minimiser l'ajout de matières grasses.

Les collations peuvent jouer un rôle important dans la gestion de la faim. Optez pour des options nutritives comme les noix, les graines, les légumes coupés en bâtonnets avec de l'houmous, les fruits frais ou le yaourt végétal.

En ce qui concerne les repas à l'extérieur, de plus en plus de restaurants offrent des options végétariennes et végétaliennes. Recherchez des restaurants qui répondent à vos besoins alimentaires ou choisissez des plats riches en légumes, en légumineuses et en céréales complètes.

La planification des repas est cruciale pour réussir en tant que végétarien ou végétalien en perte de poids. Prévoyez des repas équilibrés à l'avance pour éviter de vous retrouver affamé et sans options nutritives. Cela peut également vous aider à éviter les choix impulsifs moins sains.

La perte de poids en tant que végétarien ou végétalien repose sur une alimentation équilibrée et variée, associée à des choix conscients et à une planification minutieuse. En choisissant des aliments riches en nutriments, en protéines végétales, en céréales complètes, en graisses saines, en légumes et en fruits, vous pouvez soutenir votre bien-être général tout en travaillant vers vos objectifs de perte de poids et de forme physique. L'écoute de votre corps, la surveillance des portions et la prise en compte des besoins nutritionnels spécifiques aux régimes végétariens et végétaliens sont essentielles pour réussir de manière durable et équilibrée.

26 - Les effets du sommeil sur la perte de poids

Le sommeil est un facteur crucial souvent négligé dans le contexte de la perte de poids et du maintien d'une silhouette fine. Il joue un rôle fondamental dans la régulation de l'appétit, du métabolisme et des choix alimentaires. En comprenant mieux les effets du sommeil sur la perte de poids, vous pouvez développer des habitudes nocturnes saines pour soutenir vos objectifs de bien-être.

Le sommeil exerce une influence directe sur l'appétit et les hormones régulant la faim et la satiété, telles que la ghréline et la leptine. Un sommeil insuffisant peut perturber ces hormones, entraînant une augmentation de l'appétit, des envies de manger et des choix alimentaires moins favorables à la santé. Le manque de sommeil est souvent associé à une préférence accrue pour les aliments riches en calories, en graisses et en sucres.

En parallèle, le sommeil de qualité joue un rôle important dans la régulation du métabolisme. Un sommeil insuffisant peut impacter la manière dont votre corps traite les glucides et le glucose, favorisant ainsi l'accumulation de graisse corporelle et contribuant à la prise de poids.

L'impact du sommeil ne se limite pas uniquement à la sphère physique. En effet, le manque de sommeil peut également influencer votre niveau d'énergie et votre motivation à faire de l'exercice. La fatigue peut réduire votre enthousiasme pour les activités physiques, ce qui peut avoir un impact sur votre métabolisme et entraver vos efforts pour perdre du poids.

De plus, la qualité du sommeil influe sur la prise de décision alimentaire. Un manque de sommeil peut altérer votre capacité à prendre des décisions rationnelles, vous rendant ainsi plus susceptible de céder à des choix impulsifs et à des envies alimentaires moins saines.

Améliorer la qualité de votre sommeil est essentiel pour soutenir vos efforts de perte de poids. Voici quelques astuces pratiques :

- Mettez en place une routine de sommeil régulière en vous couchant et en vous levant à la même heure chaque jour.

- Créez un environnement propice au sommeil dans votre chambre en veillant à ce qu'elle soit sombre, calme et à la bonne température.

- Évitez la consommation de caféine et d'alcool plusieurs heures avant le coucher, car cela peut perturber votre sommeil.

- Limitez l'utilisation d'écrans avant le coucher, car la lumière bleue peut inhiber la production de mélatonine, l'hormone régulant le sommeil.

- Pratiquez des techniques de relaxation, comme la méditation ou la respiration profonde, pour vous détendre avant le coucher.

- Intégrez de l'exercice régulièrement dans votre routine quotidienne pour améliorer la qualité de votre sommeil.

- Gérez le stress à travers des méthodes telles que le yoga ou la méditation, qui peuvent favoriser un sommeil plus paisible.

En intégrant ces pratiques dans votre vie quotidienne, vous pouvez améliorer la qualité de votre sommeil et, par conséquent, soutenir vos objectifs de perte de poids de manière plus efficace. Le sommeil a un impact significatif sur la régulation de l'appétit, du métabolisme et des choix alimentaires. En veillant à obtenir suffisamment de sommeil de qualité, vous créez un environnement propice à votre bien-être général et à vos aspirations de forme physique.

27 - Réduire le stress pour favoriser la minceur

La réduction du stress joue un rôle essentiel dans la poursuite de vos objectifs de perte de poids et de maintien d'une silhouette mince. Le stress peut avoir un impact profond sur vos habitudes alimentaires, votre métabolisme et votre bien-être général. En comprenant les liens entre le stress et la minceur, vous pouvez adopter des stratégies efficaces pour mieux gérer le stress et favoriser un mode de vie plus équilibré.

Le stress peut entraîner des changements dans vos habitudes alimentaires, souvent caractérisés par des choix impulsifs et peu sains. Lorsque vous êtes stressé, vous pourriez être tenté de vous tourner vers des aliments riches en sucre, en graisses et en calories vides pour vous réconforter. Ce comportement peut compromettre vos objectifs de perte de poids et entraîner une prise de poids non désirée.

De plus, le stress peut impacter le métabolisme de manière significative. Le corps réagit au stress en libérant des hormones telles que le cortisol, qui peut favoriser le stockage de graisse abdominale. Une exposition prolongée au cortisol peut également entraîner des fluctuations hormonales, perturbant ainsi le métabolisme et rendant plus difficile la perte de poids.

Le stress peut également avoir un effet sur le sommeil, un élément clé dans la régulation de l'appétit et du métabolisme. Le manque de sommeil lié au stress peut perturber les hormones qui contrôlent la faim et la satiété, ce qui peut entraîner une augmentation de l'appétit et des envies de manger.

Pour réduire le stress et favoriser la minceur, voici quelques stratégies pratiques à adopter :

- Pratiquer la relaxation : La méditation, la respiration profonde, le yoga et la pleine conscience sont des techniques qui peuvent aider à réduire le stress et à favoriser un état de calme intérieur.

- Faire de l'exercice régulièrement : L'activité physique est un moyen efficace de réduire le stress. L'exercice libère des endorphines, des substances chimiques qui favorisent la sensation de bien-être.

- Adopter des habitudes de sommeil saines : Un sommeil de qualité peut aider à réduire le stress. Établissez une routine de sommeil régulière et créez un environnement propice au repos.

- Gérer son temps : Planifiez vos activités pour éviter de vous sentir débordé. La gestion efficace du temps peut réduire le stress associé aux échéances et aux responsabilités.

- Pratiquer des loisirs et des activités relaxantes : Prenez le temps de faire ce que vous aimez, que ce soit la lecture, la peinture, la musique ou tout autre passe-temps qui vous détend.

- Nourrir votre corps avec des aliments sains : Optez pour des aliments riches en nutriments qui soutiennent votre bien-être général. Une alimentation équilibrée peut avoir un impact positif sur votre humeur et votre niveau de stress.

- Favoriser les interactions sociales : Passer du temps avec des amis et des proches peut offrir un soutien émotionnel et aider à réduire le stress.

- Pratiquer la gratitude : Prenez quelques instants chaque jour pour réfléchir aux aspects positifs de votre vie. La gratitude peut améliorer votre perspective et réduire le stress.

La réduction du stress joue un rôle clé dans la poursuite d'une silhouette mince et d'une vie saine. Le stress peut entraîner des répercussions sur vos choix alimentaires, votre métabolisme et votre bien-être général. En adoptant des stratégies pour mieux gérer le stress, vous créez un environnement propice à la réussite de vos objectifs de perte de poids. Les méthodes de relaxation, l'exercice régulier, le sommeil de qualité et d'autres pratiques peuvent vous aider à réduire le stress et à favoriser un mode de vie équilibré, tout en travaillant vers une meilleure forme physique et une meilleure santé globale.

28 - Les avantages de la méditation pour le contrôle du poids

La méditation peut jouer un rôle important dans la promotion d'une perte de poids durable et d'un bien-être équilibré, allant au-delà de la gestion du stress. Elle peut influencer positivement vos habitudes alimentaires, votre relation avec votre corps et votre motivation à adopter un mode de vie sain.

La méditation de pleine conscience, par exemple, encourage une attention profonde au moment présent, incluant vos sensations corporelles et vos signaux de faim et de satiété. Cela peut vous aider à distinguer la faim réelle des envies impulsives et à faire des choix alimentaires plus éclairés.

En développant une plus grande conscience émotionnelle grâce à la méditation, vous pouvez mieux gérer vos émotions et éviter de réagir au stress, à l'anxiété ou à d'autres émotions par la nourriture. Le stress peut également influencer le métabolisme en déclenchant la libération d'hormones telles que le cortisol, qui favorise le stockage des graisses. La méditation peut être un outil pour réduire le stress et minimiser l'impact négatif du cortisol sur le métabolisme.

Intégrer la méditation dans votre routine quotidienne pour soutenir vos objectifs de contrôle du poids peut se faire de différentes manières :

- Consacrer du temps à la méditation : Prévoyez quelques minutes chaque jour pour méditer. Débutez avec de courtes sessions de cinq à dix minutes et augmentez progressivement la durée.

- Créer un environnement calme : Choisissez un endroit où vous pouvez vous asseoir confortablement sans distractions. Aménagez un coin tranquille chez vous ou dédiez un espace spécifique à la méditation.

- Adopter une posture confortable : Asseyez-vous de manière à maintenir votre colonne vertébrale droite, et posez vos mains sur vos genoux. Vous pouvez fermer les yeux ou les garder mi-clos.

- Vous concentrer sur la respiration : Utilisez votre respiration comme point de focalisation. Observez le rythme naturel de votre souffle entrant et sortant. Ramenez votre attention à la respiration si votre esprit s'égare.

La méditation peut offrir des avantages significatifs dans le contrôle du poids en influençant vos choix alimentaires, en renforçant votre connexion avec votre corps et en aidant à gérer le stress émotionnel. La pratique régulière de la méditation peut accroître votre conscience de vos habitudes alimentaires et émotionnelles, ce qui peut vous aider à faire des choix plus sains et à progresser vers une silhouette plus mince tout en favorisant un bien-être global.

29 - Trouver un équilibre travail / vie saine

Trouver un équilibre entre votre travail et un mode de vie sain est un défi contemporain auquel de nombreuses personnes sont confrontées. Les exigences professionnelles et les responsabilités personnelles peuvent parfois entraver la poursuite de vos objectifs de bien-être. Cependant, en adoptant des stratégies efficaces, vous pouvez créer un équilibre qui favorise à la fois votre carrière et votre santé.

Il est important de reconnaître que l'équilibre travail-vie saine ne signifie pas nécessairement consacrer autant de temps à chaque aspect de votre vie. Il s'agit plutôt de gérer votre temps et vos énergies de manière à répondre à vos obligations professionnelles tout en préservant votre santé physique et mentale.

Une première étape cruciale consiste à établir des limites claires entre votre vie professionnelle et personnelle. Les technologies modernes ont tendance à brouiller ces frontières, ce qui peut entraîner une surcharge de travail. Fixez des heures de travail spécifiques et respectez-les autant que possible. Une fois votre journée de travail terminée, éloignez-vous des courriels et des appels professionnels pour vous consacrer à vos loisirs et à votre bien-être.

Aménager des moments pour l'activité physique est un élément essentiel de l'équilibre travail-vie saine. L'exercice régulier ne nécessite pas nécessairement de longues séances à la salle de sport. Vous pouvez intégrer l'activité physique dans votre quotidien en choisissant de marcher, de prendre les escaliers ou de pratiquer des séances d'entraînement rapides à la maison.

La planification des repas est une autre facette importante de l'équilibre. Il peut être tentant de sauter des repas ou de se tourner vers des options de restauration rapide en raison de contraintes de temps. Cependant, une alimentation saine est cruciale pour maintenir votre énergie et votre concentration. Consacrez du temps à la préparation de repas équilibrés et emportez des collations nutritives pour éviter les fringales.

La gestion du stress est également primordiale pour maintenir un équilibre sain entre travail et vie personnelle. Le stress au travail peut affecter négativement votre bien-être général. Pratiquer des techniques de relaxation telles que la méditation, la respiration profonde et le yoga peut vous aider à gérer le stress et à maintenir une perspective positive.

Trouver du temps pour vos passions et loisirs est un autre aspect de l'équilibre. Poursuivre des activités que vous aimez peut vous aider à vous détendre et à vous ressourcer. Cela peut aller de la lecture à la peinture en passant par le jardinage ou la musique. Investir du temps dans ces activités peut renforcer votre bien-être global.

La communication avec votre employeur et vos collègues est également importante. Si possible, discutez de la possibilité de bénéficier d'aménagements flexibles ou de temps libre pour soutenir vos efforts en matière de bien-être. Une communication ouverte peut contribuer à créer un environnement de travail favorable à un équilibre entre les exigences professionnelles et votre santé.

Trouver un équilibre entre votre travail et un mode de vie sain demande une gestion proactive de votre temps, de vos priorités et de vos énergies. Fixez des limites claires entre le travail et la vie personnelle, intégrez l'activité physique et une alimentation équilibrée, gérez le stress et trouvez du temps pour vos passions. En adoptant des stratégies adaptées, vous pouvez créer un équilibre qui favorise à la fois votre carrière et votre bien-être, vous permettant ainsi de jouir d'une vie épanouissante et productive.

30 - La perte de poids post-grossesse

La période post-grossesse est une période de transition et d'adaptation pour de nombreuses femmes. La perte de poids après la grossesse peut être un objectif important pour retrouver une sensation de bien-être et de confiance en soi. Cependant, il est essentiel de prendre une approche réaliste et bienveillante envers votre corps qui vient de vivre une expérience majeure. Voici des conseils pour aborder la perte de poids post-grossesse de manière saine et équilibrée.

L'une des clés pour une perte de poids post-grossesse réussie est de donner à votre corps le temps de récupérer. Pendant la grossesse, votre corps subit des changements majeurs pour soutenir la croissance et le développement de votre bébé. Il est donc important de ne pas vous précipiter dans un régime strict peu après l'accouchement. Consultez votre professionnel de la santé pour déterminer le moment optimal pour commencer un programme de perte de poids.

L'allaitement maternel peut jouer un rôle dans la perte de poids post-grossesse. L'allaitement nécessite des calories supplémentaires pour produire du lait maternel, ce qui peut aider à brûler des calories supplémentaires. Cependant, il est important de noter que l'allaitement peut également augmenter l'appétit, alors veillez à faire des choix alimentaires sains pour répondre à ces besoins nutritionnels accrus.

Une alimentation équilibrée est fondamentale pour la perte de poids post-grossesse. Plutôt que de se priver, concentrez-vous sur des choix alimentaires nutritifs qui soutiennent votre santé et celle de votre bébé. Incluez une variété de fruits, légumes, protéines maigres, grains entiers et sources de gras sains dans votre alimentation. Évitez les régimes restrictifs ou les privations, car ils peuvent avoir des effets négatifs sur votre énergie et votre bien-être.

L'activité physique modérée peut également jouer un rôle dans la perte de poids post-grossesse. Commencez par des exercices doux et progressifs, tels que la marche, le yoga ou la natation, en tenant compte des recommandations de votre professionnel de la santé. L'exercice peut non seulement aider à brûler des calories, mais aussi à renforcer votre corps et à améliorer votre humeur.

La gestion du sommeil est un aspect souvent négligé de la perte de poids post-grossesse. Les nuits agitées avec un nouveau-né peuvent entraîner une fatigue excessive, ce qui peut influencer vos choix alimentaires et votre motivation à rester actif. Priorisez le sommeil en profitant des moments où votre bébé dort pour vous reposer également.

La patience et la bienveillance envers vous-même sont essentielles tout au long de ce processus. La perte de poids post-grossesse peut prendre du temps et chaque femme vit cette période différemment. Évitez les comparaisons avec d'autres mamans et concentrez-vous sur vos propres progrès et réussites.

La perte de poids post-grossesse nécessite une approche réaliste et bienveillante envers votre corps et votre bien-être. Donnez-vous le temps de récupérer et de vous ajuster à votre nouvelle réalité. Une alimentation équilibrée, l'activité physique modérée, la gestion du sommeil et la patience sont les clés d'une perte de poids post-grossesse saine et durable. N'oubliez pas que votre santé et votre bien-être général sont prioritaires, et la perte de poids peut être un objectif atteignable avec le bon soutien et les bonnes habitudes.

31 - L'importance d'une hygiène de vie globale

L'importance d'une hygiène de vie globale ne peut être sous-estimée lorsque l'on aborde le sujet de la perte de poids et du maintien d'une silhouette saine. Bien plus qu'un simple régime alimentaire ou un programme d'exercices, une hygiène de vie globale englobe un ensemble d'habitudes qui favorisent non seulement la perte de poids, mais aussi le bien-être physique, mental et émotionnel. Comprendre et intégrer ces habitudes peut être la clé pour atteindre vos objectifs de manière durable.

L'hygiène de vie globale implique une approche holistique qui prend en compte tous les aspects de votre vie, de votre alimentation à votre activité physique, en passant par votre gestion du stress, votre sommeil et vos relations sociales. Voici pourquoi chaque domaine joue un rôle crucial dans votre parcours vers une vie plus saine et une perte de poids réussie.

Une alimentation saine et équilibrée fournit à votre corps les nutriments essentiels dont il a besoin pour fonctionner de manière optimale. Les choix alimentaires nutritifs soutiennent non seulement la perte de poids en fournissant moins de calories vides, mais aussi en stimulant votre métabolisme et en évitant les fluctuations d'énergie.

L'exercice est un élément clé pour brûler des calories, renforcer les muscles et améliorer la santé cardiovasculaire. Il peut également aider à réduire le stress, à améliorer l'humeur et à renforcer la confiance en soi.

Le stress chronique peut avoir un impact négatif sur votre poids. Il peut déclencher des envies impulsives de nourriture et influencer les hormones liées à la prise de poids. La gestion du stress à travers des techniques de relaxation, de méditation et de respiration profonde peut donc contribuer à une perte de poids réussie.

Le sommeil est essentiel pour la régulation hormonale et métabolique. Un manque de sommeil peut influencer les hormones qui contrôlent l'appétit et la satiété, ce qui peut entraîner une suralimentation. Un sommeil de qualité est donc important pour maintenir un équilibre et un poids santé.

Les relations positives et un soutien social solide peuvent jouer un rôle important dans votre bien-être général. Des relations saines peuvent contribuer à réduire le stress émotionnel et à prévenir la suralimentation émotionnelle, qui peut entraver vos objectifs de perte de poids.

Boire suffisamment d'eau est essentiel pour maintenir votre métabolisme, éliminer les toxines et réguler l'appétit. Une hydratation adéquate peut également vous aider à éviter les fausses sensations de faim.

Une gestion efficace du temps peut vous aider à équilibrer les demandes de votre vie professionnelle, de votre vie personnelle et de vos efforts de perte de poids. Planifier des repas équilibrés, des séances d'exercices et du temps pour vous reposer peut favoriser une routine plus saine.

Prendre soin de votre bien-être mental est crucial. Pratiquer la gratitude, la méditation et la pleine conscience peut renforcer votre résilience émotionnelle, vous aider à faire face aux défis et à rester motivé dans votre parcours de perte de poids.

En intégrant ces aspects dans votre vie quotidienne, vous pouvez créer une synergie positive qui soutient vos objectifs de perte de poids. Une approche globale de l'hygiène de vie favorise une transformation profonde et durable en améliorant non seulement votre silhouette, mais aussi votre qualité de vie dans son ensemble.

L'hygiène de vie globale est une approche holistique pour la perte de poids et le bien-être. Elle inclut des habitudes alimentaires saines, une activité physique régulière, la gestion du stress, un sommeil de qualité, des relations positives, une hydratation adéquate, une gestion du temps efficace et des pratiques de bien-être mental. En harmonisant ces domaines, vous pouvez atteindre vos objectifs de perte de poids tout en améliorant votre santé et votre bien-être général.

32 - Astuces pour lutter contre les fringales nocturnes

Lutter contre les fringales nocturnes peut être un défi pour de nombreuses personnes cherchant à perdre du poids et à maintenir une alimentation saine. Ces envies soudaines et intenses de manger tard le soir peuvent contrecarrer vos efforts et perturber votre sommeil. Cependant, avec quelques astuces et stratégies, vous pouvez gérer ces fringales de manière efficace et favoriser un mode de vie équilibré.

Comprendre les raisons des fringales nocturnes est un premier pas essentiel. Parfois, ces envies ne sont pas liées à la faim réelle, mais à des facteurs émotionnels tels que le stress, l'ennui ou l'anxiété. Prendre conscience de ces déclencheurs émotionnels peut vous aider à identifier les moments où vous êtes plus susceptible d'être victime de fringales nocturnes.

L'une des stratégies efficaces pour lutter contre les fringales nocturnes est de maintenir un horaire régulier de repas tout au long de la journée. Assurez-vous de consommer des repas équilibrés et des collations nutritives tout au long de la journée pour éviter d'avoir trop faim le soir. Si vous sautez des repas ou négligez de manger suffisamment pendant la journée, vous pourriez être plus enclin à grignoter tard le soir.

Une autre astuce consiste à établir une routine de sommeil cohérente. Un sommeil de qualité peut avoir un impact positif sur vos hormones de la faim et de la satiété, ce qui peut réduire les envies nocturnes. Essayez de vous coucher et de vous lever à la même heure tous les jours pour aider à réguler votre horloge biologique.

La gestion du stress est également cruciale pour éviter les fringales nocturnes. Le stress peut déclencher des envies de confort alimentaire, souvent riches en calories et en sucres. Pratiquer des techniques de relaxation telles que la méditation, la respiration profonde ou le yoga peut vous aider à réduire le stress et à prévenir les envies nocturnes.

Veillez à consommer des repas équilibrés qui comprennent une combinaison de protéines, de glucides complexes et de graisses saines. Les protéines et les fibres, en particulier, peuvent vous aider à vous sentir rassasié plus longtemps, ce qui peut réduire les fringales tardives. Incluez des aliments riches en protéines comme le poulet, le poisson, les légumineuses et des collations riches en fibres comme les légumes crus et les fruits.

L'hydratation peut également jouer un rôle dans la prévention des fringales nocturnes. Parfois, la soif peut être confondue avec la faim. Assurez-vous de boire suffisamment d'eau tout au long de la journée pour éviter les signaux de faim erronés.

La mise en place d'une stratégie de distraction peut aider à contrer les envies nocturnes. Lorsque vous ressentez une envie de grignoter tard le soir, trouvez une activité qui vous occupe et vous éloigne de la cuisine. Lire un livre, prendre un bain relaxant, écouter de la musique ou pratiquer un loisir créatif peuvent tous vous aider à détourner votre attention de la nourriture.

Si malgré vos efforts les fringales nocturnes persistent, optez pour des choix alimentaires judicieux. Choisissez des collations légères et nutritives, comme des légumes coupés en bâtonnets avec une trempette à base de yaourt, ou une petite portion de fruits avec des noix. Évitez les aliments riches en sucres et en graisses qui peuvent perturber votre sommeil et ajouter des calories inutiles.

Lutter contre les fringales nocturnes demande une combinaison de stratégies équilibrées. Comprendre les déclencheurs émotionnels, maintenir un horaire de repas régulier, gérer le stress, consommer des repas équilibrés et rester hydraté sont autant d'approches utiles pour prévenir les fringales tardives. En appliquant ces astuces, vous pouvez créer un environnement favorable à la gestion des fringales nocturnes et favoriser une alimentation équilibrée et saine.

33 - La perte de poids positive et durable

La quête de la perte de poids est souvent empreinte d'empressement et d'attentes de résultats rapides. Les régimes à la mode promettent des transformations spectaculaires en un temps record. Pourtant, il est important de comprendre que la voie de la perte de poids progressive et durable est celle qui conduit à des résultats plus solides, à une meilleure santé et à un bien-être à long terme.

La perte de poids progressive implique d'adopter une approche réaliste, en visant à perdre environ 0,5 à 1 kilogramme par semaine. Contrairement aux régimes restrictifs qui promettent des pertes de poids éclair, cette méthode privilégie la stabilité et la préservation de votre santé globale. Mais pourquoi devriez-vous privilégier cette approche ?

Respect de votre corps et de votre métabolisme : Les régimes drastiques qui promettent des résultats rapides peuvent provoquer des effets néfastes sur votre métabolisme. Ils entraînent souvent une réduction du métabolisme de base, ce qui rend la perte de poids ultérieure plus difficile. En optant pour une perte de poids progressive, vous respectez davantage votre corps et évitez les fluctuations métaboliques indésirables.

Préservation de la masse musculaire : Les régimes express mettent souvent en danger la masse musculaire tout en favorisant la perte de graisse. Or, les muscles jouent un rôle essentiel dans la combustion des calories. Opter pour une perte de poids progressive vous permet de préserver votre masse musculaire tout en perdant principalement de la graisse.

Apprentissage de nouvelles habitudes : Les changements de comportement sont plus faciles à adopter lorsque vous avez le temps d'apprendre et d'intégrer de nouvelles habitudes. La perte de poids progressive vous offre l'opportunité de développer des routines alimentaires et d'exercice qui sont durables à long terme.

Durabilité à long terme : Les régimes extrêmes sont souvent difficiles à maintenir sur le long terme. Ils peuvent entraîner des cycles de perte de poids suivis de reprises de poids dès que vous retournez à des habitudes alimentaires normales. En optant pour une approche progressive, vous augmentez vos chances de maintenir votre perte de poids à long terme.

Amélioration de la santé générale : La perte de poids progressive est associée à des améliorations durables de la santé. En perdant du poids de manière raisonnable, vous pouvez réduire votre risque de développer des problèmes de santé tels que le diabète de type 2, les maladies cardiovasculaires et l'hypertension.

La perte de poids progressive et durable est une approche qui offre de nombreux avantages pour votre santé et votre bien-être. En adoptant une approche réaliste, vous préservez votre métabolisme, maintenez votre masse musculaire, apprenez de nouvelles habitudes, favorisez la durabilité à long terme et améliorez votre santé globale. Plutôt que de rechercher des résultats rapides, considérez la perte de poids progressive comme un chemin vers une meilleure santé et une transformation durable.

34 - Gérer les plateaux de perte de poids

La perte de poids est un voyage parsemé de succès, de défis et parfois de plateaux frustrants. Les plateaux de perte de poids sont des périodes où malgré vos efforts constants, la balance semble se figer. Cela peut être déconcertant et démoralisant, mais il est important de comprendre que les plateaux sont une étape normale de ce processus. Apprendre à les gérer avec persévérance et adaptation est essentiel pour continuer à progresser vers vos objectifs de perte de poids.

Les plateaux de perte de poids peuvent se produire pour diverses raisons. Lorsque vous commencez à perdre du poids, votre métabolisme peut s'ajuster à votre nouvelle consommation de calories, ralentissant ainsi la perte. De plus, votre corps peut perdre de la masse musculaire, ce qui influence la vitesse à laquelle vous brûlez des calories. Les hormones jouent également un rôle dans la régulation du poids et peuvent contribuer à la stagnation de la perte de poids.

Lorsque vous faites face à un plateau, il peut être tentant de modifier drastiquement votre régime alimentaire ou votre routine d'exercice. Cependant, il est souvent plus efficace de rester fidèle à vos habitudes saines et de continuer à suivre votre plan. Évitez de réduire excessivement vos calories ou d'augmenter de manière drastique votre temps d'exercice, car cela peut avoir des conséquences néfastes pour votre métabolisme et votre bien-être général.

La patience est essentielle lorsque vous faites face à un plateau de perte de poids. Il peut être tentant de céder à la frustration et à la déception, mais gardez à l'esprit que la perte de poids est un voyage à long terme. La persévérance est la clé pour surmonter les défis et les obstacles. Continuez à appliquer les habitudes saines que vous avez développées et rappelez-vous que les résultats peuvent prendre du temps à se manifester.

Plutôt que de changer radicalement votre approche, essayez d'apporter des ajustements subtils à votre plan de perte de poids. Par exemple, modifiez légèrement les types d'aliments que vous consommez ou variez votre routine d'exercice. L'ajout de nouvelles activités physiques peut aider à stimuler votre métabolisme et à surmonter le plateau.

Gérer les plateaux de perte de poids demande de la patience, de la persévérance et de l'adaptation. Ils sont une partie normale du processus de perte de poids et ne doivent pas vous décourager. Continuez à suivre vos habitudes saines, ajustez votre approche avec précaution et rappelez-vous que les résultats viendront avec le temps. En surmontant les plateaux, vous renforcerez votre détermination et vous rapprocherez davantage de vos objectifs de perte de poids.

35 - L'entraînement en circuit pour brûler les graisses

Lorsque l'objectif est de brûler les graisses et d'améliorer sa composition corporelle, l'entraînement en circuits se présente comme une méthode largement reconnue et efficace. Cette approche, qui allie à la fois renforcement musculaire et exercices cardiovasculaires, offre une séance d'entraînement dynamique et intensive. Peu importe votre niveau d'expérience dans le domaine de l'exercice physique, l'entraînement en circuits peut jouer un rôle crucial dans l'atteinte de vos objectifs de perte de poids et de remise en forme.

Les circuits d'entraînement reposent sur un concept simple mais puissant : enchaîner plusieurs exercices consécutifs sans temps de récupération significatif entre eux. Après avoir effectué tous les exercices d'un circuit, une brève pause permet de récupérer avant de répéter le cycle. Cette méthode exploite la complémentarité entre le renforcement musculaire et le travail cardiovasculaire, ce qui contribue à optimiser la combustion des calories et à favoriser le développement musculaire.

L'aspect personnalisable de l'entraînement en circuits est l'un de ses grands atouts. Vous avez le choix parmi une large gamme d'exercices, allant des mouvements basés sur le poids du corps aux exercices avec des poids, en passant par des activités cardiovasculaires telles que les sauts ou la corde à sauter. Cette variété assure une sollicitation équilibrée de différents groupes musculaires, favorisant ainsi une amélioration globale de votre condition physique.

Les avantages de l'entraînement en circuits pour brûler les graisses sont nombreux et significatifs :

- Brûlage calorique accru : En maintenant un rythme cardiaque élevé tout au long de la séance, l'entraînement en circuits permet une combustion calorique plus importante par rapport aux méthodes d'entraînement traditionnelles.

- Optimisation du temps : Dans un monde où le temps est souvent compté, les circuits offrent une solution efficace. En combinant renforcement musculaire et exercices cardio dans une seule séance, vous réalisez un entraînement complet en moins de temps.

- Amélioration globale de la condition physique : Les différents mouvements sollicitent des groupes musculaires variés, contribuant ainsi à renforcer l'ensemble de votre corps. Votre force, votre endurance et votre capacité cardiovasculaire sont améliorées de manière holistique.

- Augmentation du métabolisme : Les séances d'entraînement en circuits peuvent temporairement accélérer votre métabolisme, ce qui signifie que vous continuez à brûler des calories après l'effort.

- Adaptabilité : Les circuits peuvent être adaptés à tous les niveaux de forme physique. Vous pouvez ajuster l'intensité, les poids et le nombre de répétitions en fonction de vos capacités.

Pour créer un entraînement en circuits, vous pouvez choisir différents exercices qui ciblent divers groupes musculaires. Organisez ces exercices dans un ordre logique, en veillant à alterner entre les groupes musculaires travaillés. Sélectionnez un nombre réaliste de répétitions pour chaque exercice, qui vous met au défi sans compromettre votre forme. Réduisez au minimum les temps de repos entre les exercices pour maintenir un rythme cardiaque élevé. Intégrez des exercices cardio entre les exercices de renforcement pour maintenir une intensité constante.

Complétez le circuit une à trois fois, en prenant une pause plus longue entre chaque cycle.

L'entraînement en circuits offre une approche complète et efficace pour brûler les graisses et améliorer votre forme physique globale. En associant des exercices de renforcement musculaire à des exercices cardiovasculaires au sein d'une même séance, vous créez un programme d'entraînement dynamique et exigeant. Peu importe si vous visez une perte de poids significative, une augmentation de la force ou une amélioration de votre endurance, l'entraînement en circuits peut vous aider à atteindre vos objectifs de manière motivante et efficace.

36 - La cardio et la perte de poids

Lorsque l'objectif de perdre du poids est au premier plan, la cardio est souvent considérée comme une approche essentielle. Cet ensemble d'exercices rythmiques, destinés à accélérer le rythme cardiaque, est couramment associé à la combustion de calories et à la réduction des graisses. Toutefois, il est impératif de saisir l'impact réel de la cardio sur la perte de poids et d'examiner les avantages et les aspects subtils qui l'accompagnent.

La cardio, également appelée exercice cardiovasculaire, englobe une gamme d'activités incluant la course, la natation, le cyclisme, la danse et même la marche rapide. Ces activités sollicitent le cœur et les poumons, accélérant ainsi le rythme cardiaque et la respiration. Traditionnellement, la cardio est associée à la dépense calorique, puisqu'elle requiert de l'énergie stockée dans le corps pour soutenir l'effort physique.

Cependant, la relation entre la cardio et la perte de poids dépasse la simple évaluation des calories brûlées. Bien que l'exercice cardiovasculaire puisse contribuer à la dépense calorique, il est crucial d'envisager d'autres éléments tels que le régime alimentaire, le métabolisme individuel et la composition corporelle. La perte de poids durable ne peut être atteinte en se focalisant uniquement sur la cardio, mais exige une approche globale intégrant également l'alimentation, la musculation et d'autres aspects du mode de vie.

Néanmoins, la cardio possède plusieurs avantages significatifs lorsqu'il s'agit de la perte de poids. Tout d'abord, l'exercice cardiovasculaire peut entraîner une combustion considérable de calories pendant l'activité, contribuant ainsi à créer un déficit calorique crucial pour la perte de poids. De plus, la cardio peut temporairement accélérer le métabolisme, signifiant que votre corps continue de brûler des calories même après la fin de l'exercice.

Outre les avantages liés à la dépense calorique, la pratique régulière de la cardio favorise également la santé cardiovasculaire en renforçant le cœur et en améliorant la circulation sanguine. De plus, l'exercice cardiovasculaire libère des endorphines, souvent appelées "hormones du bonheur", qui peuvent réduire le stress et améliorer l'humeur. Enfin, la cardio régulière améliore votre capacité à maintenir un effort physique sur une période prolongée, vous permettant ainsi d'effectuer des séances d'entraînement plus longues et plus intenses.

Pour maximiser l'efficacité de la cardio dans un programme de perte de poids, il est impératif de l'incorporer de manière judicieuse. Il est recommandé de varier les activités cardiovasculaires pour éviter la monotonie et solliciter différents groupes musculaires. En termes de fréquence et de durée, l'objectif est d'atteindre un minimum de 150 minutes d'exercice cardio par semaine, réparties sur plusieurs séances. Ces séances peuvent varier en intensité et en durée en fonction de votre niveau de forme physique.

La cardio joue un rôle significatif dans la perte de poids en contribuant à la dépense calorique et en offrant des avantages pour la santé cardiovasculaire et mentale. Cependant, il est important de la considérer comme un élément d'un programme de perte de poids global, intégrant également une alimentation équilibrée et d'autres formes d'exercice. Une approche holistique est la clé pour atteindre des résultats durables en matière de perte de poids et de bien-être.

37 - L'entraînement par intervalles à haute intensité (HIIT)

L'entraînement par intervalles à haute intensité (HIIT) s'est rapidement imposé comme l'une des méthodes les plus prisées en matière de perte de poids et d'amélioration de la condition physique. Connu pour sa capacité à offrir des résultats rapides et significatifs, le HIIT repose sur un principe simple mais efficace : alterner des périodes d'effort intense avec des périodes de récupération active ou de repos. Cette méthode d'entraînement dynamique offre un moyen novateur de brûler des calories, d'améliorer l'endurance et de renforcer le corps dans un laps de temps relativement court.

Le mécanisme fondamental du HIIT repose sur l'alternance entre des intervalles d'effort intense et des périodes de récupération. Pendant les phases d'effort intense, vous sollicitez votre corps au maximum en réalisant des activités exigeantes telles que la course rapide, le saut, le sprint ou des exercices de cardio intense. Ces moments d'effort intense sont ensuite suivis de courtes périodes de récupération, où vous réduisez l'intensité de l'activité ou même faites une pause complète. Cette oscillation entre l'effort et le repos permet de créer un stimulus puissant pour le corps, conduisant à des adaptations physiologiques qui favorisent la perte de poids et l'amélioration de la forme physique.

Les avantages du HIIT pour la perte de poids sont multiples et variés. Tout d'abord, les intervalles d'effort intense engendrent une augmentation significative de la fréquence cardiaque, ce qui entraîne une combustion calorique accrue. En effet, ces moments d'effort intense sollicitent plusieurs groupes musculaires simultanément, ce qui favorise la dépense énergétique et contribue à brûler un grand nombre de calories en peu de temps. De plus, le HIIT génère un "effet post-exercice", où votre métabolisme reste stimulé et continue de brûler des calories après la fin de la séance d'entraînement. Cette caractéristique unique du HIIT permet de maximiser la dépense énergétique globale et de favoriser la perte de poids.

Une autre particularité du HIIT est sa capacité à préserver la masse musculaire tout en brûlant les graisses. Contrairement à certaines méthodes d'entraînement qui peuvent entraîner une perte de muscle, le HIIT peut favoriser le développement musculaire grâce à ses phases d'effort intense et à la stimulation de la croissance musculaire. Cette composition corporelle améliorée contribue à un métabolisme plus élevé à long terme, car les muscles ont besoin de plus de calories pour fonctionner, même au repos.

De plus, le HIIT peut être adapté à différents niveaux de condition physique, ce qui le rend accessible à un large éventail de personnes. Vous pouvez ajuster l'intensité, la durée des intervalles et le type d'exercices pour correspondre à vos capacités. Cette flexibilité permet à chacun de progresser à son propre rythme, en augmentant progressivement l'intensité et la complexité des séances.

Intégrer le HIIT dans votre routine d'entraînement demande une planification réfléchie. Pour commencer, choisissez une activité que vous appréciez et qui peut être adaptée au format HIIT, comme la course, le vélo, la natation, ou même des exercices de musculation. Établissez un schéma d'intervalles, en alternant entre les phases d'effort intense et les périodes de récupération. Commencez avec des intervalles plus courts, comme 30 secondes d'effort suivi de 30 secondes de récupération, puis augmentez progressivement la durée des intervalles à mesure que votre forme physique s'améliore.

Avant de vous lancer dans une séance de HIIT, assurez-vous de vous échauffer correctement pour préparer votre corps à l'effort à venir. Engagez-vous pleinement pendant les phases d'effort intense, en donnant le meilleur de vous-même. Pendant les périodes de récupération, maintenez une activité légère pour éviter de refroidir brusquement et pour favoriser une transition en douceur vers l'effort suivant.

L'entraînement par intervalles à haute intensité (HIIT) est une méthode puissante pour la perte de poids et l'amélioration de la condition physique. En alternant intelligemment entre des phases d'effort intense et de récupération, vous créez un environnement propice à la combustion des calories, au renforcement musculaire et à l'amélioration de l'endurance. Le HIIT offre une approche stimulante et efficace pour atteindre vos objectifs de perte de poids tout en améliorant votre santé cardiovasculaire et musculaire.

38 - Renforcer votre musculature pour accélérer le métabolisme

Le renforcement musculaire est bien plus qu'une quête esthétique. En effet, il joue un rôle clé dans la perte de poids et la gestion du métabolisme. Lorsque vous développez votre musculature, vous créez un moteur interne qui brûle constamment des calories, même au repos.

L'un des avantages majeurs du renforcement musculaire est son impact sur le métabolisme de base. Votre métabolisme de base représente les calories que votre corps brûle au repos pour maintenir ses fonctions vitales telles que la respiration, la digestion et la circulation sanguine. Les muscles consomment davantage de calories que la graisse, même lorsque vous êtes immobile. Ainsi, plus vous avez de masse musculaire, plus votre métabolisme de base est élevé, ce qui signifie que vous brûlez plus de calories même lorsque vous ne faites rien.

Le renforcement musculaire peut être abordé de différentes manières. Les exercices de musculation traditionnels, tels que les squats, les pompes et les soulevés de poids, peuvent vous aider à développer une base solide de muscles. De plus, l'utilisation de poids libres ou de machines de musculation dans un environnement de salle de sport peut vous permettre de cibler spécifiquement différents groupes musculaires. Si vous préférez un entraînement plus fonctionnel, les exercices au poids du corps, tels que les burpees, les fentes et les pompes, peuvent également vous aider à renforcer et à tonifier vos muscles.

Le HIIT (entraînement par intervalles à haute intensité) est une autre approche qui peut combiner le renforcement musculaire avec des exercices cardiovasculaires. Les séances de HIIT alternent entre des mouvements d'effort intense et des périodes de récupération. Cette combinaison stimule la croissance musculaire tout en augmentant la fréquence cardiaque, offrant ainsi un entraînement complet pour renforcer votre métabolisme et favoriser la perte de poids.

L'importance d'une alimentation adéquate ne peut être sous-estimée lorsque vous cherchez à renforcer votre musculature. Les protéines jouent un rôle crucial dans la construction et la réparation des tissus musculaires. Assurez-vous d'intégrer des sources de protéines de qualité, telles que la viande maigre, le poisson, les œufs, les produits laitiers et les légumineuses, dans votre régime alimentaire. Les glucides complexes fournissent l'énergie nécessaire pour des séances d'entraînement intensives, tandis que les graisses saines favorisent la santé générale et la récupération musculaire.

L'intégration du renforcement musculaire dans votre routine d'entraînement dépend de vos objectifs et de vos préférences. Il est recommandé de viser un entraînement de musculation au moins deux à trois fois par semaine, en ciblant différents groupes musculaires à chaque séance. Variez les exercices pour éviter la stagnation et continuer à stimuler la croissance musculaire. Assurez-vous de prendre des jours de repos pour permettre à vos muscles de récupérer et de se développer.

Il est important de noter que le renforcement musculaire ne se traduit pas toujours par une augmentation spectaculaire de la taille musculaire. Même un renforcement musculaire modéré peut avoir des effets positifs sur votre métabolisme et votre composition corporelle. Les muscles plus forts contribuent également à une meilleure posture, à une réduction du risque de blessures et à une plus grande facilité dans les activités quotidiennes.

Le renforcement musculaire est un élément essentiel pour accélérer votre métabolisme et favoriser la perte de poids. En développant votre musculature, vous créez un moteur interne qui brûle plus de calories au repos, ce qui peut faciliter la gestion de votre poids à long terme. Intégrez intelligemment le renforcement musculaire dans votre routine d'entraînement, en choisissant des exercices adaptés à vos préférences et en veillant à une alimentation équilibrée pour soutenir la croissance musculaire.

39 - La souplesse et la perte de poids

Dans la quête de la perte de poids et d'un mode de vie sain, la souplesse est souvent sous-estimée. Pourtant, elle joue un rôle essentiel dans l'atteinte de ces objectifs. La souplesse ne se limite pas à la simple capacité de toucher vos orteils ; elle englobe la flexibilité musculaire et articulaire qui favorise des mouvements fluides et un corps équilibré.

La souplesse est souvent associée à l'étirement, mais elle va au-delà de cela. Elle implique la capacité de vos muscles et de vos articulations à se déplacer dans toute leur amplitude sans restrictions ni douleurs. L'amélioration de la souplesse peut non seulement aider à réduire les tensions musculaires et les raideurs articulaires, mais aussi à prévenir les blessures. Une musculature souple permet une meilleure posture, un équilibre amélioré et une mobilité accrue, des éléments qui jouent un rôle crucial dans la perte de poids.

Lorsque votre corps est souple, vous pouvez effectuer une gamme plus large de mouvements pendant l'exercice. Cela signifie que vous serez en mesure d'adopter des positions optimales lors des séances d'entraînement, ce qui peut augmenter leur efficacité. Par exemple, une souplesse améliorée peut vous permettre d'exécuter correctement des mouvements tels que les squats, les fentes et les étirements musculaires profonds. En conséquence, vos séances d'exercices seront plus productives, brûlant davantage de calories et favorisant la perte de poids.

L'amélioration de la souplesse peut également influencer vos choix alimentaires et votre attitude mentale. Les personnes qui pratiquent régulièrement des exercices de souplesse sont plus enclines à adopter une approche globale de la santé. Une conscience accrue de votre corps grâce à la souplesse peut vous aider à être plus à l'écoute de vos besoins, que ce soit en choisissant des aliments nourrissants ou en gérant les signaux de faim et de satiété.

Alors, comment pouvez-vous incorporer la souplesse dans votre routine pour optimiser vos efforts de perte de poids ? Les étirements dynamiques avant l'exercice peuvent préparer vos muscles pour l'effort à venir. Les étirements statiques après l'exercice peuvent aider à maintenir et à améliorer la souplesse en permettant aux muscles de se détendre et de s'étirer en douceur. De plus, des pratiques telles que le yoga et le Pilates mettent l'accent sur la souplesse et renforcent le lien entre le corps et l'esprit, ce qui peut contribuer à une approche plus holistique de la perte de poids.

Il est important de noter que la souplesse ne s'acquiert pas du jour au lendemain. Elle nécessite une pratique régulière et progressive. Évitez les étirements excessifs ou douloureux, car ils pourraient causer des blessures. Au lieu de cela, concentrez-vous sur des mouvements doux et contrôlés, en écoutant les signaux de votre corps. Avec le temps, vous constaterez une amélioration de votre souplesse et une plus grande aisance dans vos mouvements quotidiens et vos séances d'entraînement.

La souplesse joue un rôle majeur dans la perte de poids et la quête d'une santé équilibrée. Elle favorise une meilleure posture, une mobilité accrue et une plus grande conscience de votre corps. L'amélioration de la souplesse peut améliorer la qualité de vos séances d'entraînement, ce qui contribue indirectement à brûler plus de calories et à favoriser la perte de poids. Intégrez des étirements dynamiques et statiques ainsi que des pratiques comme le yoga dans votre routine pour profiter des avantages de la souplesse à long terme.

40 - Garder la motivation à long terme

La motivation est un ingrédient essentiel dans le processus de perte de poids. Cependant, maintenir cette motivation sur le long terme peut être un défi de taille. La constance et la persévérance sont cruciales pour atteindre vos objectifs de perte de poids et les maintenir sur la durée.

Une des premières étapes pour maintenir votre motivation est de définir des objectifs clairs et réalistes. Lorsque vos objectifs sont spécifiques, mesurables et atteignables, ils deviennent des sources tangibles de motivation. Évitez les objectifs vagues comme "perdre du poids" et optez plutôt pour des objectifs concrets tels que "perdre 5 kilos en 2 mois". Avoir des objectifs précis vous permet de suivre vos progrès et de célébrer vos réussites, ce qui stimule votre motivation.

Un autre pilier de la motivation à long terme est de cultiver une mentalité positive. La façon dont vous pensez à votre parcours de perte de poids influence directement votre motivation. Évitez les pensées négatives autodestructrices et remplacez-les par des affirmations positives. Réalisez que la perte de poids est un voyage, avec des hauts et des bas, et que chaque petit pas compte. La gratitude pour vos réussites et la célébration de vos efforts renforcent votre engagement envers votre objectif.

La variété est une clé pour prévenir l'ennui et maintenir la motivation. Expérimentez différents types d'exercices et de repas pour éviter la monotonie. La découverte de nouvelles recettes nutritives et la participation à diverses activités physiques peuvent raviver votre intérêt et vous empêcher de tomber dans la routine. L'introduction de défis mensuels, comme essayer un nouvel exercice ou cuisiner un plat sain chaque semaine, peut également stimuler votre motivation.

Trouver du soutien social est un autre élément crucial pour rester motivé. Partagez vos objectifs avec des amis, des membres de la famille ou rejoignez une communauté en ligne dédiée à la perte de poids. Les personnes qui vous soutiennent et partagent vos objectifs peuvent offrir du soutien moral, des encouragements et des conseils pratiques. L'engagement envers d'autres personnes crée un sentiment de responsabilité et vous motive à persévérer.

La récompense joue également un rôle dans la motivation à long terme. Créez un système de récompenses pour vous-même lorsque vous atteignez des jalons importants. Les récompenses ne doivent pas nécessairement être alimentaires, mais plutôt liées à vos intérêts et à vos passions. Par exemple, offrez-vous un massage relaxant, une journée de spa ou un nouveau vêtement pour célébrer vos succès.

Il est important de reconnaître que la motivation peut fluctuer au fil du temps. Les hauts et les bas sont normaux, mais il est crucial de ne pas abandonner lorsque vous traversez des périodes de baisse de motivation. Rappelez-vous pourquoi vous avez commencé ce voyage et comment vous vous sentirez lorsque vous atteindrez vos objectifs. Si la motivation diminue, repensez à vos réussites passées et à l'impact positif que la perte de poids a eu sur votre santé et votre bien-être.

Maintenir la motivation à long terme est une composante essentielle de la réussite de votre parcours de perte de poids. Définissez des objectifs clairs, cultivez une mentalité positive, recherchez la variété, trouvez du soutien social et offrez-vous des récompenses pour stimuler votre engagement. Gardez à l'esprit que la motivation peut fluctuer, mais en utilisant ces stratégies, vous pouvez surmonter les défis et persévérer sur le chemin vers une vie plus saine et plus épanouissante.

41 - Célébrer les petites victoires

Dans la quête de la perte de poids et d'une meilleure santé, il est facile de se concentrer sur les objectifs finaux et de négliger les petites victoires en cours de route. Cependant, célébrer les étapes intermédiaires est essentiel pour maintenir votre motivation et renforcer votre confiance en vous. Reconnaître et apprécier les progrès que vous faites peut vous aider à rester sur la bonne voie et à maintenir une attitude positive envers votre parcours.

Les petites victoires sont les étapes intermédiaires que vous atteignez tout au long de votre parcours de perte de poids. Elles peuvent inclure des réalisations telles que perdre quelques centimètres de tour de taille, choisir une option plus saine au restaurant, faire une séance d'entraînement régulière pendant une semaine ou même résister à une envie de grignoter. Célébrer ces moments vous permet de reconnaître vos efforts et de renforcer votre motivation à poursuivre.

L'une des raisons pour lesquelles célébrer les petites victoires est si important est qu'elles créent un sentiment de progression continue. Lorsque vous fixez un objectif majeur, il peut sembler éloigné et difficile à atteindre. En célébrant les petites victoires, vous divisez ce grand objectif en étapes plus gérables et concrètes. Chaque fois que vous atteignez l'une de ces étapes, vous ressentez un sentiment d'accomplissement, ce qui alimente votre motivation à poursuivre vos efforts.

Célébrer les petites victoires renforce également votre confiance en vous. À mesure que vous atteignez ces objectifs intermédiaires, vous prouvez à vous-même que vous avez le pouvoir de changer et de progresser. Cette confiance en soi se répercute dans tous les aspects de votre vie, vous aidant à surmonter les obstacles et à persévérer face aux défis. Plus vous célébrez vos petites victoires, plus votre confiance grandit.

Pour célébrer efficacement les petites victoires, il est important de choisir des récompenses significatives pour vous. Les récompenses ne doivent pas nécessairement être liées à la nourriture, car l'objectif est de renforcer vos habitudes saines plutôt que de les saboter. Optez pour des récompenses qui vous procurent de la joie et qui sont en accord avec vos intérêts. Il peut s'agir de prendre du temps pour vous, de vous offrir un massage, de passer une soirée relaxante avec un bon livre ou même de vous offrir un nouvel accessoire de fitness.

Un autre moyen puissant de célébrer les petites victoires est de partager vos succès avec quelqu'un. Parlez de vos réalisations à un ami proche, un membre de votre famille ou un groupe de soutien en ligne. Le partage de vos réussites avec d'autres personnes amplifie le sentiment d'accomplissement et vous permet de recevoir des encouragements et des félicitations, ce qui renforce davantage votre motivation.

N'oubliez pas que toutes les victoires, même les plus petites, sont dignes d'être célébrées. Il peut être utile de tenir un journal de vos réalisations pour suivre votre progrès. De plus, réfléchissez à la manière dont chaque petite victoire contribue à votre objectif global de perte de poids et de bien-être. Chaque pas en avant, quelle que soit sa taille, vous rapproche de votre destination.

Célébrer les petites victoires est un élément puissant pour maintenir votre motivation et votre confiance en vous tout au long de votre parcours de perte de poids. Ces étapes intermédiaires illustrent votre progression continue et renforcent votre sentiment d'accomplissement. En choisissant des récompenses significatives, en partageant vos succès avec d'autres et en reconnaissant l'importance de chaque victoire, vous maintiendrez une attitude positive et persévérante, garantissant ainsi que votre voyage vers une vie plus saine est un succès durable.

42 - Eviter les pièges courants en matière de perte de poids

La quête de la perte de poids peut être parsemée d'obstacles et de pièges qui peuvent entraver vos progrès. Éviter ces pièges courants est essentiel pour atteindre vos objectifs de manière durable et maintenir un mode de vie sain.

Un des pièges les plus courants est de suivre des régimes restrictifs à la mode. Les régimes drastiques qui éliminent certaines catégories d'aliments ou imposent des restrictions sévères peuvent sembler prometteurs à court terme, mais ils sont souvent insoutenables à long terme. Ils peuvent entraîner des carences nutritionnelles, des frustrations et des effets yoyo sur le poids. Au lieu de cela, optez pour une approche équilibrée qui incorpore une variété d'aliments nutritifs et qui peut être maintenue sur le long terme.

Un autre piège est de se concentrer uniquement sur les chiffres de la balance. Bien que le poids soit un indicateur important de la perte de poids, il ne peint pas toute l'image. La composition corporelle, la masse musculaire, la densité osseuse et la répartition des graisses sont également des facteurs à prendre en compte. Plutôt que de se fixer uniquement sur le poids, mesurez vos progrès en fonction de la manière dont vous vous sentez, de votre niveau d'énergie et de votre capacité à accomplir des activités physiques.

Un autre piège à éviter est de sauter des repas dans l'espoir de réduire les calories. Le saut de repas peut perturber votre métabolisme, entraîner une baisse d'énergie et augmenter les chances de surconsommation plus tard dans la journée. Au lieu de cela, optez pour des repas équilibrés et des collations nutritives tout au long de la journée pour maintenir votre énergie et votre métabolisme actif.

La comparaison avec les autres est également un piège qui peut saper votre motivation. Chaque personne a un rythme de perte de poids différent en fonction de facteurs tels que le métabolisme, la composition corporelle et les habitudes de vie. Comparer vos progrès avec ceux des autres peut vous faire sentir découragé ou insatisfait, ce qui peut nuire à votre engagement. Concentrez-vous sur votre propre parcours et vos propres réalisations plutôt que sur les autres.

Un piège mental à éviter est de considérer les écarts occasionnels comme des échecs. Les occasions spéciales et les petits plaisirs font partie intégrante de la vie, et il est normal de profiter d'un dessert occasionnel ou d'un repas indulgent. L'essentiel est de ne pas laisser un écart ponctuel vous détourner de vos objectifs à long terme. Apprenez à vous pardonner et à vous recentrer sur vos habitudes saines dès le repas suivant.

Pour éviter ces pièges courants, adoptez une approche réaliste et durable de la perte de poids. Fixez des objectifs atteignables, privilégiez une alimentation équilibrée et restez actif de manière régulière. Cultivez également une mentalité positive en reconnaissant vos progrès, même les plus petits. Cherchez du soutien auprès d'amis, de membres de la famille ou de groupes de soutien en ligne pour vous aider à rester sur la bonne voie.

La perte de poids peut être entravée par des pièges courants, mais en les évitant et en adoptant des habitudes saines, vous pouvez réussir de manière durable. Évitez les régimes restrictifs, ne vous concentrez pas uniquement sur les chiffres de la balance et évitez de comparer vos progrès avec ceux des autres. Optez pour une approche équilibrée, pardonnez-vous les écarts occasionnels et maintenez une attitude positive envers votre parcours. En évitant ces pièges et en gardant le cap sur vos objectifs, vous êtes sur la voie de la réussite durable dans votre quête de perte de poids.

43 - Les rôles des hormones dans la perte de poids

La perte de poids est un processus complexe qui va au-delà de simplement manger moins et bouger davantage. Les hormones jouent un rôle crucial dans la régulation de divers aspects de notre métabolisme, de l'appétit à la dépense énergétique. Comprendre comment ces hormones interagissent et comment vous pouvez influencer leur fonctionnement peut jouer un rôle clé dans le succès de votre parcours de perte de poids.

L'une des hormones les plus importantes dans la régulation de l'appétit et de la satiété est la leptine. Produite par les cellules adipeuses, la leptine communique au cerveau que vous avez suffisamment de réserves de graisse et qu'il est temps de cesser de manger. Cependant, chez certaines personnes en surpoids, une résistance à la leptine peut se développer, ce qui signifie que le cerveau ne reçoit pas le signal de satiété. Pour optimiser la fonction de la leptine, visez à maintenir un poids corporel santé et évitez les régimes excessivement restrictifs, qui peuvent perturber son équilibre.

L'insuline est une autre hormone clé liée à la perte de poids. Elle régule la glycémie en permettant aux cellules d'absorber le glucose du sang. Lorsque les cellules deviennent résistantes à l'insuline, le glucose s'accumule dans le sang, ce qui peut favoriser le stockage de graisse. Des niveaux élevés d'insuline peuvent également inhiber la combustion des graisses. Pour maintenir une sensibilité à l'insuline, privilégiez les glucides complexes et les fibres, et évitez les excès de sucre et d'aliments transformés.

L'hormone thyroïdienne joue un rôle crucial dans la régulation du métabolisme. Une thyroïde sous-active (hypothyroïdie) peut ralentir le métabolisme et rendre la perte de poids plus difficile. Assurez-vous de consulter un professionnel de la santé si vous soupçonnez des problèmes thyroïdiens, car ils peuvent nécessiter un traitement spécifique. Cependant, il est important de noter que la plupart des gens en surpoids n'ont pas de problèmes de thyroïde sous-jacents.

Le cortisol, souvent appelé hormone du stress, peut également influencer la perte de poids. Des niveaux chroniquement élevés de cortisol peuvent favoriser le stockage des graisses abdominales et augmenter l'appétit. Pour gérer le cortisol, adoptez des techniques de gestion du stress telles que la méditation, le yoga et l'exercice régulier. Un sommeil de qualité et une routine bien équilibrée peuvent également contribuer à maintenir des niveaux de cortisol sains.

L'hormone de croissance (GH) joue un rôle dans la régulation de la masse musculaire et du métabolisme. Les niveaux de GH diminuent avec l'âge, ce qui peut entraîner une perte de masse musculaire et une baisse du métabolisme. L'exercice de résistance et un mode de vie actif peuvent aider à stimuler la production de GH et à maintenir la masse musculaire.

Pour optimiser les rôles des hormones dans la perte de poids, il est important de prendre une approche holistique. Une alimentation équilibrée, riche en nutriments, favorise un équilibre hormonal sain. L'exercice régulier, en particulier l'entraînement en résistance, peut stimuler la production d'hormones bénéfiques pour la perte de poids et la composition corporelle. La gestion du stress, la qualité du sommeil et une routine bien structurée contribuent également à maintenir des niveaux hormonaux optimaux.

Les hormones jouent un rôle crucial dans la régulation du métabolisme, de l'appétit et de la dépense énergétique. Comprendre leur fonctionnement et comment elles interagissent peut vous aider à optimiser votre parcours de perte de poids. En adoptant une approche équilibrée en matière d'alimentation, d'exercice, de gestion du stress et de sommeil, vous pouvez favoriser un équilibre hormonal sain, ce qui contribue à des résultats durables et à une meilleure santé globale.

44 - Les régimes à la mode : mythes et réalités

Dans le monde de la perte de poids, les régimes à la mode surgissent régulièrement avec des promesses alléchantes de résultats rapides et spectaculaires. Cependant, il est important de comprendre que la plupart de ces régimes ne sont pas soutenus par des preuves scientifiques solides et peuvent même être préjudiciables pour votre santé à long terme.

L'un des mythes les plus courants associés aux régimes à la mode est l'idée qu'un seul aliment ou groupe alimentaire est responsable de la prise de poids et que son élimination entraînera automatiquement la perte de poids. Par exemple, les régimes sans glucides prétendent que la suppression totale des glucides est la clé de la perte de poids. Cependant, les glucides sont une source importante d'énergie pour le corps, et une élimination totale peut entraîner des carences nutritionnelles et des problèmes métaboliques. Il est essentiel de privilégier l'équilibre et la modération plutôt que l'élimination extrême d'un groupe alimentaire.

Un autre mythe répandu est celui des régimes très restrictifs en calories. Bien qu'une réduction calorique soit nécessaire pour perdre du poids, des restrictions excessives peuvent ralentir votre métabolisme et entraîner des carences en nutriments. Les régimes très faibles en calories peuvent également causer des déséquilibres hormonaux et affecter votre santé globale. Plutôt que de suivre des régimes extrêmes, visez une réduction calorique modérée et équilibrée qui vous permet de fournir à votre corps les nutriments dont il a besoin.

Les régimes à base de jus et de détox sont également populaires, prétendant éliminer les toxines et stimuler la perte de poids. Cependant, le corps humain est doté de systèmes de désintoxication naturels, tels que le foie et les reins, qui fonctionnent en permanence pour éliminer les déchets. Les régimes de détox à base de jus manquent souvent de protéines, de fibres et d'autres nutriments essentiels, ce qui peut avoir des effets néfastes sur votre santé et votre bien-être.

Une réalité importante à comprendre est que la plupart des régimes à la mode ne sont pas durables à long terme. Ils peuvent vous priver de certains aliments ou groupes alimentaires, ce qui peut entraîner des frustrations, des obsessions alimentaires et des comportements compulsifs. À mesure que vous vous éloignez du régime, il y a souvent un effet yoyo, où vous reprenez le poids perdu et parfois plus encore. L'objectif devrait être d'adopter des habitudes alimentaires et de vie durables qui peuvent être maintenues à long terme.

Pour prendre des décisions éclairées en matière de perte de poids, il est essentiel de consulter des sources fiables et basées sur des preuves. Avant d'adopter un régime, recherchez des études scientifiques, consultez un professionnel de la santé ou un nutritionniste, et soyez sceptique envers les affirmations sensationnalistes. Optez pour une approche équilibrée qui intègre une variété d'aliments nutritifs, qui privilégie les portions appropriées et qui encourage la modération plutôt que la restriction.

Les régimes à la mode sont souvent entourés de mythes et de promesses irréalistes. Plutôt que de tomber dans ces pièges, il est important de comprendre les réalités de la perte de poids et de prendre des décisions informées. Optez pour des approches équilibrées, durables et fondées sur des preuves, qui visent à améliorer votre santé globale plutôt que de rechercher des résultats rapides à court terme. En adoptant une approche réaliste et éclairée, vous pouvez éviter les pièges des régimes à la mode et travailler vers une perte de poids durable et saine.

45 - L'art de lire les étiquettes nutritionnelles

Dans le monde moderne, où les rayons des supermarchés sont remplis de produits alimentaires variés et attrayants, il peut être difficile de savoir quelles options sont vraiment bonnes pour votre santé. C'est là que les étiquettes nutritionnelles entrent en jeu. Elles fournissent des informations essentielles sur les valeurs nutritives des aliments, vous permettant de prendre des décisions éclairées pour une alimentation saine.

Tout d'abord, examinons les éléments clés d'une étiquette nutritionnelle. En général, les étiquettes présentent des informations sur les calories, les macronutriments (glucides, lipides, protéines) et certains micronutriments (fibres, vitamines, minéraux). Les portions sont également spécifiées, ce qui est crucial pour évaluer avec précision les calories et les nutriments que vous consommez. En utilisant ces informations, vous pouvez évaluer la valeur nutritionnelle d'un aliment par rapport à vos besoins et à vos objectifs.

Lorsque vous lisez une étiquette, commencez par les calories. Cela vous donne une idée de l'énergie que l'aliment apporte. Cependant, les calories ne sont qu'une partie de l'histoire. Passez ensuite aux macronutriments. Les glucides, les lipides et les protéines sont essentiels pour le bon fonctionnement de votre corps. Optez pour des aliments riches en protéines et en fibres pour vous sentir rassasié plus longtemps.

Les glucides sont également importants, mais il est crucial de faire la distinction entre les glucides simples et complexes. Les glucides complexes, tels que les céréales complètes et les légumes, sont digérés plus lentement et fournissent une énergie durable. Les glucides simples, souvent trouvés dans les aliments transformés, peuvent entraîner des pics et des chutes d'énergie. De plus, recherchez les fibres, car elles favorisent la digestion et vous aident à vous sentir rassasié.

Les lipides sont également à considérer. Évitez de diaboliser les graisses, car certaines graisses saines, comme les acides gras insaturés, sont bénéfiques pour la santé cardiaque. Cependant, surveillez les graisses saturées et trans, qui peuvent être préjudiciables en excès. Optez pour des graisses provenant de sources naturelles comme les noix, les avocats et les huiles d'olive.

En ce qui concerne les micronutriments, certains éléments méritent votre attention. Les vitamines et les minéraux, tels que le calcium, le fer et la vitamine D, sont essentiels pour le fonctionnement optimal du corps. Vérifiez les pourcentages de la valeur quotidienne (VQ) pour déterminer si un aliment est une bonne source de ces nutriments.

Cependant, il est important de se rappeler que les étiquettes nutritionnelles ont leurs limites. Elles ne vous disent pas tout sur la qualité nutritionnelle d'un aliment. Par exemple, un aliment peut être riche en fibres, mais également chargé de sucres ajoutés. C'est pourquoi il est essentiel de lire attentivement la liste des ingrédients. Les ingrédients sont énumérés par ordre décroissant de poids, ce qui signifie que les premiers ingrédients sont les plus abondants. Évitez les aliments avec des listes d'ingrédients longues et remplies de noms difficiles à prononcer.

En outre, soyez conscient des portions. Les portions sur les étiquettes peuvent différer de ce que vous considérez comme une portion normale. Les paquets individuels et les portions pré-emballées peuvent sembler petits, mais peuvent contenir plusieurs portions, ce qui signifie que vous pourriez consommer plus de calories et de nutriments que vous ne le pensez.

L'art de lire les étiquettes nutritionnelles est une compétence précieuse pour prendre des décisions éclairées en matière d'alimentation. En examinant les calories, les macronutriments et les micronutriments, vous pouvez évaluer la valeur nutritionnelle d'un aliment par rapport à vos besoins. Cependant, il est important de considérer d'autres facteurs tels que les ingrédients et les portions. Utilisez ces informations pour choisir des aliments qui soutiennent vos objectifs de perte de poids et contribuent à une alimentation saine et équilibrée.

46 - S'éloigner des régimes drastiques

Dans la quête incessante de la perte de poids, il est facile de tomber dans le piège des régimes drastiques et des restrictions alimentaires extrêmes. Cependant, ces approches peuvent avoir des conséquences néfastes pour votre santé physique et mentale à long terme. Plutôt que de s'engager dans des régimes drastiques qui promettent des résultats rapides, il est essentiel d'adopter une approche saine et durable de la perte de poids.

Les régimes drastiques, caractérisés par des restrictions caloriques sévères, l'élimination de groupes alimentaires entiers ou des règles alimentaires strictes, peuvent sembler attrayants en raison de leurs promesses de résultats rapides. Cependant, ils sont souvent insoutenables à long terme et peuvent entraîner des problèmes de santé, tels que des carences nutritionnelles, une baisse du métabolisme et des troubles alimentaires. Lorsque vous privilégiez la rapidité des résultats, vous risquez de négliger les effets à long terme sur votre bien-être global.

De plus, les régimes drastiques peuvent avoir un impact négatif sur votre relation avec la nourriture. Les règles alimentaires strictes et la mentalité de tout ou rien peuvent renforcer les comportements alimentaires compulsifs et l'obsession pour la nourriture. Les restrictions excessives peuvent également provoquer des fringales et des épisodes de suralimentation, ce qui est contre-productif pour vos objectifs de perte de poids.

Adopter une approche saine et durable de la perte de poids signifie abandonner l'idée des résultats instantanés et se concentrer sur la création d'habitudes alimentaires et de mode de vie durables. Au lieu de sauter d'un régime à l'autre, prenez le temps d'apprendre à connaître vos besoins nutritionnels, vos préférences alimentaires et votre propre rythme. Adoptez une approche plus indulgente envers vous-même, en permettant des plaisirs occasionnels sans culpabilité excessive.

L'une des clés pour une approche saine de la perte de poids est de mettre l'accent sur les aliments entiers et nutritifs. Privilégiez les légumes, les fruits, les protéines maigres, les grains entiers et les sources de graisses saines. Une alimentation riche en nutriments vous fournit l'énergie dont vous avez besoin tout en favorisant une santé optimale.

De plus, évitez les régimes qui promettent de vous priver de groupes alimentaires entiers. Les glucides, les lipides et les protéines sont tous importants pour le fonctionnement de votre corps. Priver votre corps de l'un de ces groupes alimentaires peut entraîner des déséquilibres nutritionnels et nuire à votre santé à long terme.

L'exercice est également un élément clé d'une approche saine et durable de la perte de poids. Plutôt que de vous engager dans des séances d'entraînement épuisantes et intenses tous les jours, optez pour une activité physique régulière qui vous plaît. L'exercice devrait être une source de plaisir et de bien-être, plutôt qu'une corvée.

Enfin, adopter une perspective de long terme est essentiel. La perte de poids durable ne se fait pas du jour au lendemain. Fixez-vous des objectifs réalistes et célébrez les petites victoires en cours de route. Soyez patient avec vous-même et reconnaissez que le parcours peut être parsemé d'obstacles, mais que vous êtes capable de les surmonter.

S'éloigner des régimes drastiques est une décision bénéfique pour votre santé physique et mentale. Opter pour une approche saine et durable de la perte de poids vous permet de créer des habitudes alimentaires et de mode de vie qui soutiennent votre bien-être à long terme. Privilégiez les aliments nutritifs, l'exercice régulier et une perspective de long terme pour atteindre vos objectifs de perte de poids de manière équilibrée et réaliste.

47 - Les avantages de la cuisine maison

Dans un monde en perpétuel mouvement où la commodité des aliments préparés et des plats à emporter règne en maître, la cuisine maison peut sembler être une option dépassée. Cependant, il est essentiel de reconnaître les innombrables avantages de préparer vos repas à la maison, non seulement pour votre santé, mais aussi pour vos objectifs de perte de poids.

Lorsque vous cuisinez à la maison, vous avez un contrôle total sur les ingrédients que vous utilisez. Cela signifie que vous pouvez choisir des aliments entiers et naturels, riches en nutriments, plutôt que des aliments transformés riches en additifs, en sucres ajoutés et en graisses saturées. En préparant vos repas, vous avez la possibilité de choisir des produits frais et de qualité, ce qui contribue à une alimentation globalement plus nutritive.

Un autre avantage majeur de la cuisine maison est la capacité à contrôler les portions. Les restaurants et les plats à emporter ont souvent des portions excessivement grandes, ce qui peut entraîner une surconsommation de calories. En cuisinant à la maison, vous pouvez ajuster les portions à vos besoins individuels, ce qui facilite la gestion de votre apport calorique et soutient vos objectifs de perte de poids.

La cuisine maison vous donne également la possibilité d'expérimenter avec des recettes et des saveurs variées. Cela peut rendre les repas plus excitants et agréables, ce qui est important pour rester motivé et satisfait dans le cadre d'un régime alimentaire. En découvrant de nouvelles façons de cuisiner et d'associer les ingrédients, vous pouvez éviter la monotonie alimentaire et maintenir votre intérêt pour une alimentation saine.

Un autre atout majeur de la cuisine maison est la réduction de la consommation de sodium. Les aliments préparés commercialement sont souvent riches en sel, ce qui peut contribuer à la rétention d'eau et à une pression artérielle élevée. En cuisinant vous-même, vous avez la possibilité de contrôler la quantité de sel que vous ajoutez, ce qui peut avoir des avantages positifs pour votre santé cardiaque et votre rétention d'eau.

En plus de favoriser la santé, la cuisine maison peut également être un excellent moyen d'économiser de l'argent. Les repas préparés à la maison sont généralement moins chers que les repas au restaurant ou les plats à emporter. De plus, en planifiant vos repas à l'avance et en achetant des ingrédients en vrac, vous pouvez réduire les coûts et éviter le gaspillage alimentaire.

La cuisine maison peut également renforcer les liens familiaux et sociaux. Préparer des repas ensemble peut être une activité ludique et éducative, en particulier pour les enfants. De plus, partager des repas faits maison avec vos proches peut créer des moments de convivialité et de partage qui renforcent les liens familiaux et sociaux.

Les avantages de la cuisine maison sont nombreux et variés. Préparer vos repas à la maison vous permet de contrôler les ingrédients, les portions et les saveurs, ce qui favorise une alimentation saine et équilibrée. De plus, la cuisine maison peut avoir des avantages positifs pour votre santé cardiaque, votre rétention d'eau et votre budget. En optant pour la cuisine maison, vous pouvez non seulement soutenir vos objectifs de perte de poids, mais aussi améliorer votre bien-être global et renforcer vos liens familiaux et sociaux.

48 - Les techniques de cuisson légère

Lorsque l'on poursuit des objectifs de perte de poids et de santé, il est essentiel de choisir des techniques de cuisson qui préservent la valeur nutritionnelle des aliments tout en minimisant l'apport calorique. Les techniques de cuisson légère sont une stratégie efficace pour profiter de repas délicieux tout en favorisant une alimentation équilibrée.

L'une des techniques de cuisson légère les plus courantes est la cuisson à la vapeur. La cuisson à la vapeur consiste à cuire les aliments à la chaleur de la vapeur d'eau, ce qui permet de conserver les nutriments essentiels tout en évitant l'ajout de matières grasses. Les légumes, les poissons et les volailles sont particulièrement bien adaptés à cette technique. En cuisant à la vapeur, vous préservez non seulement les vitamines et les minéraux, mais vous obtenez également des plats tendres et savoureux.

La cuisson au four est une autre option légère qui offre une variété de possibilités. Vous pouvez utiliser du papier sulfurisé ou des tapis de cuisson antiadhésifs pour éviter d'ajouter de l'huile ou du beurre. Rôtir des légumes, des viandes maigres ou du poisson au four permet de développer des saveurs tout en minimisant les graisses ajoutées. De plus, vous pouvez mariner les aliments avant la cuisson pour leur donner une touche de saveur sans avoir besoin d'ajouter des calories vides.

La cuisson à la poêle antiadhésive est une technique polyvalente qui nécessite moins de matières grasses que la friture traditionnelle. Utilisez des sprays de cuisson ou des quantités minimales d'huile pour éviter que les aliments n'attachent à la poêle. Vous pouvez sauter, faire revenir et griller des aliments de manière légère et savoureuse. Cette technique est idéale pour préparer des repas rapides et nutritifs tout en contrôlant les calories.

La cuisson à la poêle peut également être adaptée à la cuisson en papillote. Emballez les aliments dans du papier sulfurisé avec des herbes, des épices et des légumes pour une cuisson légère à la vapeur. Cette technique capture les saveurs et les arômes tout en réduisant l'apport calorique. Les poissons, les légumes et les volailles sont particulièrement bien adaptés à cette méthode.

La cuisson à l'eau bouillante est une technique simple et légère qui peut être utilisée pour cuire des pâtes, des légumes, des œufs et d'autres aliments. Veillez à ne pas surcuire les aliments pour éviter de perdre les nutriments. Utilisez des bouillons de légumes faibles en sodium pour ajouter de la saveur sans ajouter de graisses.

Enfin, le grillage est une technique de cuisson légère qui peut être utilisée pour obtenir des plats riches en saveurs. Grillez des légumes, des fruits et des viandes maigres pour un goût délicieusement fumé. Veillez à surveiller la cuisson pour éviter que les aliments ne brûlent.

Les techniques de cuisson légère sont des outils précieux pour atteindre vos objectifs de perte de poids tout en profitant de repas délicieux et nutritifs. La cuisson à la vapeur, au four, à la poêle, en papillote, à l'eau bouillante et au grillage sont des options qui préservent la saveur et la nutrition des aliments tout en minimisant l'apport calorique. Expérimentez avec ces techniques pour créer des plats équilibrés et savoureux qui soutiennent votre santé et vos objectifs de perte de poids.

49 - Les stratégies pour éviter la perte de motivation

Dans le voyage vers une meilleure santé et la réalisation de vos objectifs de perte de poids, l'hydratation joue un rôle crucial. L'eau est essentielle à de nombreuses fonctions de notre corps et peut également aider à contrôler notre appétit et à maintenir une alimentation équilibrée.

L'eau est le carburant de base de notre corps. Elle est nécessaire pour maintenir des fonctions vitales telles que la digestion, la circulation sanguine, la régulation de la température corporelle et l'élimination des toxines. Une hydratation adéquate est également essentielle pour des fonctions cérébrales optimales et pour maintenir une peau saine. Lorsque vous êtes bien hydraté, vous ressentez une plus grande énergie et une meilleure concentration.

En ce qui concerne la perte de poids, l'hydratation peut jouer un rôle clé. Parfois, notre corps confond la soif avec la faim, ce qui peut nous amener à manger excessivement. Boire suffisamment d'eau tout au long de la journée peut vous aider à mieux reconnaître vos signaux de soif et de faim, vous permettant ainsi de mieux gérer votre appétit et de réduire les risques de suralimentation.

Les boissons à calories réduites sont également un atout précieux dans la poursuite de vos objectifs de perte de poids. Les boissons gazeuses sucrées, les jus de fruits sucrés et les boissons énergétiques peuvent être riches en calories et en sucres ajoutés. Opter pour des alternatives à calories réduites, comme l'eau plate, l'eau gazeuse non sucrée, le thé non sucré et le café noir, peut vous aider à réduire votre apport calorique global.

Le thé et le café, en particulier, peuvent avoir des avantages supplémentaires pour la perte de poids. Le thé vert est riche en antioxydants et peut stimuler le métabolisme. Le café noir peut également stimuler temporairement le métabolisme et favoriser une meilleure concentration. Cependant, évitez d'ajouter du sucre et des crèmes riches en matières grasses à vos boissons pour maintenir leur faible teneur en calories.

L'infusion d'eau avec des fruits, des légumes et des herbes est une autre façon savoureuse de rester hydraté tout en ajoutant une touche de saveur naturelle. Vous pouvez ajouter des tranches de citron, de concombre, de menthe ou de fruits rouges à une bouteille d'eau pour créer une boisson rafraîchissante et faible en calories.

Il est important de noter que bien que les boissons à calories réduites puissent être utiles, l'eau reste la meilleure option pour l'hydratation. L'eau ne contient aucune calorie et est la boisson la plus pure et la plus naturelle pour étancher votre soif.

L'hydratation est essentielle à la santé et à la perte de poids. Boire suffisamment d'eau tout au long de la journée peut vous aider à contrôler votre appétit, à maintenir des fonctions corporelles optimales et à favoriser une peau saine. Opter pour des boissons à calories réduites, comme le thé non sucré, le café noir et les infusions d'eau, peut également vous aider à réduire votre apport calorique et à soutenir vos efforts de perte de poids. L'hydratation et le choix de boissons à calories réduites sont des stratégies simples mais efficaces pour maintenir votre bien-être général et atteindre vos objectifs de santé et de poids.

50 - Les stratégies pour éviter la perte de motivation

Maintenir la motivation est un élément essentiel lorsqu'on se lance dans un parcours de perte de poids et de meilleure santé. Il est toutefois tout à fait normal de connaître des moments où la motivation faiblit et où il peut être difficile de rester concentré sur ses objectifs.

L'un des aspects clés pour maintenir sa motivation est de définir des objectifs réalistes et spécifiques. Trop souvent, des objectifs irréalistes ou vagues peuvent rapidement saper votre motivation. Il est donc recommandé de définir des objectifs réalisables et mesurables. Ces objectifs plus petits vous permettront de célébrer les victoires à mesure qu'elles se présentent, ce qui renforce votre motivation.

Il est également crucial de trouver la raison profonde qui vous pousse à poursuivre vos objectifs de perte de poids. Comprendre votre "pourquoi" personnel, que ce soit pour améliorer votre santé, retrouver votre confiance en vous ou augmenter votre niveau d'énergie, peut servir de puissante source de motivation. Garder cette raison à l'avant-plan de votre esprit vous aidera à persévérer, même lorsque les défis semblent insurmontables.

La mise en place d'une routine stable peut jouer un rôle significatif pour maintenir votre motivation. Lorsque vous établissez une routine régulière qui inclut vos séances d'exercice, vos repas et vos moments de détente, cela crée des habitudes positives qui vous encouragent à rester sur la bonne voie. Une routine peut également vous aider à surmonter les moments où la motivation est en baisse, en vous donnant une structure qui vous guide.

Une autre stratégie efficace pour éviter la perte de motivation est de varier vos activités. La monotonie peut rapidement tuer l'enthousiasme et la motivation. Pour éviter cela, essayez de diversifier vos séances d'exercice et vos repas. Expérimentez de nouvelles recettes saines, découvrez de nouvelles activités physiques et explorez différentes méthodes d'entraînement pour garder votre intérêt éveillé.

La tenue d'un journal de vos activités, de vos repas et de vos progrès peut également être un outil puissant pour éviter la perte de motivation. En notant vos réalisations, même les plus petites, vous créez une source tangible de preuves de votre progrès. Cela peut renforcer votre confiance en vous et vous encourager à persévérer dans vos efforts.

N'oubliez pas de célébrer chaque petite victoire en cours de route. Les petites réussites, comme avoir résisté à une envie de grignoter ou avoir terminé une séance d'entraînement difficile, méritent d'être célébrées. Reconnaître ces moments renforce votre estime de vous et vous motive à continuer à avancer.

Entourer vous d'un soutien social peut également être une stratégie clé pour maintenir votre motivation. Partagez vos objectifs avec des amis, des membres de votre famille ou des partenaires d'entraînement. Ils peuvent vous encourager, vous tenir responsable de vos engagements et vous fournir le soutien dont vous avez besoin lorsque votre motivation diminue.

Enfin, il est important de se rappeler que la motivation peut naturellement fluctuer. Il y aura des jours où vous vous sentirez incroyablement motivé et d'autres jours où cela sera plus difficile. Cela fait partie du processus. L'essentiel est de reconnaître ces hauts et ces bas, de ne pas se blâmer pour eux et de s'engager à nouveau progressivement dans vos efforts.

Eviter la perte de motivation est un élément clé pour réussir dans votre parcours de perte de poids et de santé. En utilisant des stratégies telles que la définition d'objectifs réalistes, la découverte de votre "pourquoi", la mise en place d'une routine stable, la variation des activités, le suivi de vos progrès, la célébration des petites victoires et l'obtention d'un soutien social, vous pouvez maintenir votre motivation sur le long terme. Avec une approche positive et des stratégies réfléchies, vous pouvez rester engagé et inspiré tout au long de votre parcours vers une meilleure santé et un poids optimal.

51 - Faire face aux pressions sociales en matière de nourriture

Lorsque vous entrez dans un voyage de perte de poids et d'amélioration de votre santé, il peut être difficile de naviguer dans les pressions sociales liées à la nourriture. Les réunions, les sorties avec des amis et les événements familiaux peuvent tous apporter des défis uniques pour maintenir votre régime alimentaire.

Tout d'abord, il est important de rappeler que vos objectifs de santé sont personnels et importants. Avant de vous retrouver dans des situations sociales, rappelez-vous pourquoi vous avez entrepris ce voyage. Que vous souhaitiez améliorer votre santé, augmenter votre énergie ou renforcer votre confiance en vous, ces objectifs sont valables et méritent d'être respectés.

Lorsque vous assistez à des événements sociaux, la pression peut souvent provenir de l'offre abondante de plats et de friandises. Pour éviter de vous sentir obligé de manger des aliments qui ne correspondent pas à vos objectifs, prévoyez de manger quelque chose de nutritif avant de partir. Cela vous aidera à contrôler votre faim et à résister aux tentations moins saines.

Il peut également être utile de communiquer ouvertement avec vos amis et votre famille au sujet de vos objectifs alimentaires. Expliquez-leur que vous êtes en train de travailler sur votre santé et que vous avez besoin de leur soutien pour y parvenir. Souvent, les gens sont compréhensifs et respecteront vos choix une fois qu'ils auront une meilleure compréhension de vos motivations.

Lorsque vous êtes confronté à des pressions pour manger des aliments moins sains, essayez de vous concentrer sur la modération. Si vous avez vraiment envie de goûter quelque chose, prenez une petite portion au lieu de vous priver complètement. Le plaisir de savourer une bouchée peut vous aider à satisfaire vos envies sans compromettre vos objectifs.

Apprendre à dire non de manière polie est également une compétence importante. Vous n'avez pas à expliquer en détail vos choix alimentaires à chaque fois. Un simple "non merci" peut suffire. Vous pouvez également dire que vous avez déjà mangé ou que vous préférez opter pour des choix plus sains en ce moment.

Gardez à l'esprit que le jugement des autres est souvent lié à leurs propres sentiments et expériences. Si quelqu'un insiste pour que vous mangiez davantage, cela peut refléter ses propres insécurités. Restez concentré sur vos propres besoins et objectifs, et ne laissez pas les opinions des autres influencer vos choix.

Une autre stratégie utile est de rechercher des options plus saines lorsque vous sortez. De nombreux restaurants proposent désormais des choix plus équilibrés sur leur menu. Recherchez des plats riches en légumes, en protéines maigres et en grains entiers. Si vous assistez à un dîner chez un ami, n'hésitez pas à apporter un plat ou une collation que vous pouvez partager avec les autres.

Enfin, rappelez-vous que chaque situation sociale est une opportunité d'apprentissage. Si vous cédez à une pression sociale et mangez quelque chose qui ne correspond pas à vos objectifs, ne vous blâmez pas. Utilisez cette expérience comme une occasion de réfléchir à vos choix et de décider comment vous pourriez mieux gérer une situation similaire à l'avenir.

Faire face aux pressions sociales en matière de nourriture peut être un défi, mais c'est un défi surmontable. En gardant vos objectifs à l'esprit, en prévoyant des stratégies pour résister aux tentations et en communiquant ouvertement avec vos proches, vous pouvez rester fidèle à vos choix alimentaires et maintenir votre engagement envers une meilleure santé et une perte de poids réussie. Se concentrer sur ce qui est important pour vous et apprendre à naviguer dans les situations sociales de manière positive vous aidera à progresser sur votre parcours de bien-être.

52 - L'équilibre entre plaisir culinaire et perte de poids

Trouver l'équilibre entre le plaisir culinaire et la poursuite de vos objectifs de perte de poids peut sembler être un défi complexe. Cependant, il est tout à fait possible de savourer les plaisirs de la nourriture tout en respectant vos choix alimentaires et vos objectifs de santé.

Tout d'abord, il est important de reconnaître que la nourriture ne se limite pas uniquement à la satisfaction de vos besoins nutritionnels. Elle a également une dimension émotionnelle et sociale. Les repas partagés avec des proches, les célébrations et les expériences culturelles sont tous liés à notre relation avec la nourriture. Il est donc essentiel de trouver un équilibre qui permette à la fois de se nourrir physiquement et de nourrir ces autres aspects de notre vie.

Lorsque vous poursuivez des objectifs de perte de poids, il peut être tentant de considérer certains aliments comme "interdits". Cependant, adopter une approche de restriction stricte peut parfois conduire à des sentiments de privation et à des fringales. Au lieu de cela, envisagez d'intégrer des aliments que vous aimez dans votre régime alimentaire de manière modérée et consciente.

La clé pour trouver l'équilibre entre le plaisir culinaire et la perte de poids réside dans la notion de "manger en pleine conscience". Cela signifie être présent et conscient pendant les repas, prêter attention aux signaux de faim et de satiété de votre corps, et savourer chaque bouchée. Lorsque vous mangez consciemment, vous êtes plus susceptible de ressentir la satisfaction d'un repas, ce qui peut vous empêcher de trop manger.

Une autre approche consiste à appliquer le concept du "chevauchement des aliments". Cela implique de combiner des aliments plus nutritifs avec des indulgences occasionnelles. Par exemple, si vous aimez le chocolat, optez pour du chocolat noir de haute qualité avec des baies fraîches. Cela vous permet de savourer le goût sucré du chocolat tout en ajoutant des nutriments bénéfiques.

Gardez à l'esprit que le plaisir culinaire ne se limite pas seulement aux aliments que vous mangez. Prendre le temps de préparer un repas avec des ingrédients frais et savoureux peut être une expérience gratifiante en soi. Impliquez-vous dans le processus de cuisine, explorez de nouvelles recettes et partagez les repas avec des proches pour créer des moments mémorables.

Lorsque vous êtes invité à des événements sociaux ou à des sorties au restaurant, prévoyez à l'avance comment vous pouvez équilibrer le plaisir culinaire et vos choix alimentaires. Vous pouvez choisir de savourer une petite portion d'un plat indulgent tout en complétant votre repas avec des options plus légères et nutritives.

Il est également important de se défaire de la mentalité de "tout ou rien". Évitez de vous punir pour avoir succombé à des plaisirs culinaires occasionnels. Au lieu de cela, comprenez que la perfection n'est pas nécessaire pour atteindre vos objectifs de perte de poids. Ce qui compte, c'est la cohérence à long terme et le maintien d'une approche équilibrée.

En fin de compte, l'équilibre entre plaisir culinaire et perte de poids repose sur l'approche consciente de votre alimentation. Trouver des moyens de savourer les aliments que vous aimez tout en maintenant un équilibre nutritionnel global peut être une clé pour le succès à long terme. En pratiquant la pleine conscience pendant les repas, en appliquant le chevauchement des aliments et en s'engageant dans le processus de cuisine, vous pouvez créer une relation positive avec la nourriture qui soutient vos objectifs de santé et de bien-être.

53 - Réduire la consommation de sucres ajoutés

La réduction de la consommation de sucres ajoutés est un choix essentiel pour améliorer votre santé et favoriser la perte de poids. Les sucres ajoutés, présents dans de nombreux aliments transformés, boissons sucrées et desserts, peuvent contribuer à des problèmes de santé tels que le surpoids, le diabète de type 2 et les maladies cardiaques.

Les sucres ajoutés, également connus sous le nom de sucres libres, se réfèrent aux sucres ajoutés aux aliments et aux boissons lors de leur fabrication, de leur préparation ou de leur consommation. Contrairement aux sucres naturellement présents dans les aliments tels que les fruits, les légumes et les produits laitiers, les sucres ajoutés n'apportent pas de nutriments essentiels et sont rapidement absorbés par l'organisme, provoquant des pics de glycémie.

Une des raisons pour lesquelles il est important de réduire les sucres ajoutés est leur lien avec le gain de poids. Les aliments riches en sucres ajoutés sont souvent riches en calories, mais pauvres en nutriments. Ces aliments peuvent contribuer à la surconsommation de calories, ce qui peut à son tour favoriser le surpoids et l'obésité. En limitant votre consommation de sucres ajoutés, vous pouvez aider à contrôler votre apport calorique global.

Une autre préoccupation majeure liée à la consommation excessive de sucres ajoutés est son impact sur la santé métabolique. La consommation élevée de sucres ajoutés peut augmenter le risque de développer le diabète de type 2 en provoquant des fluctuations de la glycémie et en contribuant à la résistance à l'insuline. Réduire les sucres ajoutés peut aider à stabiliser la glycémie et à améliorer la sensibilité à l'insuline.

En plus de ces problèmes de santé, les sucres ajoutés peuvent également être liés à des maladies cardiaques. Une consommation élevée de sucres ajoutés peut entraîner une augmentation des taux de triglycérides, de la pression artérielle et de l'inflammation, tous des facteurs de risque de maladies cardiaques. En réduisant les sucres ajoutés, vous pouvez protéger la santé de votre cœur.

La première étape pour réduire votre consommation de sucres ajoutés est de prendre conscience des sources cachées de sucre dans votre alimentation. De nombreux produits alimentaires transformés, tels que les sauces, les céréales et les boissons gazeuses, contiennent des quantités importantes de sucres ajoutés. Lisez attentivement les étiquettes nutritionnelles et cherchez des alternatives avec moins de sucre.

Une autre stratégie efficace consiste à cuisiner davantage à la maison. Lorsque vous préparez vos propres repas, vous avez un contrôle total sur les ingrédients que vous utilisez. Choisissez des aliments frais et non transformés autant que possible. Utilisez des alternatives naturelles au sucre, comme la cannelle, la vanille ou les fruits frais, pour sucrer vos plats.

Soyez vigilant quant aux boissons sucrées, car elles peuvent être une source majeure de sucres ajoutés. Les sodas, les boissons énergisantes et les jus de fruits commerciaux sont souvent riches en sucres et en calories vides. Optez plutôt pour de l'eau, des tisanes non sucrées ou des boissons à base d'eau pétillante avec une touche de citron ou de concombre.

Pour satisfaire votre dent sucrée de manière plus saine, privilégiez les fruits frais. Les fruits sont naturellement sucrés et riches en fibres, ce qui aide à ralentir l'absorption du sucre par l'organisme. Privilégiez les fruits entiers plutôt que les jus de fruits, car les fibres dans les fruits entiers contribuent à la sensation de satiété.

La réduction de la consommation de sucres ajoutés est une étape clé pour améliorer votre santé et soutenir vos objectifs de perte de poids. En prenant des mesures pour identifier les sources de sucres ajoutés dans votre alimentation, cuisiner à la maison et opter pour des alternatives plus saines, vous pouvez créer un environnement alimentaire qui favorise la santé à long terme. En faisant des choix conscients et informés, vous êtes sur la voie de réduire votre consommation de sucres ajoutés et de profiter d'une meilleure qualité de vie.

54 - Les substituts de repas : avantages et limitations

Les substituts de repas sont devenus une option populaire pour ceux qui cherchent à perdre du poids ou à gérer leur alimentation de manière pratique. Ces produits, tels que les shakes, les barres énergétiques et les repas préemballés, offrent une alternative pratique aux repas traditionnels.

D'une part, les substituts de repas présentent plusieurs avantages.

Tout d'abord, ils offrent un contrôle des portions. Les substituts de repas sont conçus pour contenir un nombre spécifique de calories et de nutriments, ce qui peut vous aider à éviter de trop manger, un élément clé pour la perte de poids.

Ensuite, leur simplicité est un atout. Les substituts de repas sont pratiques, surtout pour les personnes ayant un emploi du temps chargé. Ils nécessitent peu ou pas de préparation, ce qui les rend idéaux pour les personnes en déplacement.

Un autre avantage est la facilité de suivi. Les substituts de repas fournissent des informations nutritionnelles détaillées sur l'emballage, vous permettant de suivre plus facilement votre apport calorique et nutritif.

En intégrant des substituts de repas dans votre routine, vous pouvez créer une structure alimentaire plus régulière, ce qui peut être bénéfique pour la gestion du poids à long terme.

Enfin, les substituts de repas permettent un meilleur contrôle des calories. Ils sont formulés pour fournir une quantité spécifique de calories, ce qui peut faciliter le suivi des calories dans le cadre d'un régime hypocalorique.

Cependant, il est important de reconnaître les limitations associées aux substituts de repas.

Tout d'abord, ils peuvent entraîner un manque de variété dans votre alimentation. Consommer régulièrement des substituts de repas peut devenir monotone et vous priver de la variété et du plaisir de manger.

De plus, l'absence d'expérience culinaire est un inconvénient. Les substituts de repas ne fournissent pas la même expérience sensorielle et gustative que la préparation et la dégustation d'un repas complet.

Il est important de noter que les substituts de repas peuvent ne pas contenir tous les nutriments essentiels nécessaires à une alimentation équilibrée et diversifiée.

De plus, l'utilisation excessive de substituts de repas peut potentiellement créer une dépendance à ces produits au détriment de repas complets et nutritifs.

En outre, les substituts de repas n'enseignent pas nécessairement les compétences en matière de choix alimentaires sains et de préparation de repas, ce qui peut être préjudiciable à long terme.

Enfin, il convient de mentionner que la fréquence d'utilisation de substituts de repas peut influencer votre relation avec la nourriture, en la considérant principalement comme une source de carburant plutôt qu'une expérience sociale et culturelle.

Si vous envisagez d'incorporer des substituts de repas dans votre régime alimentaire, voici quelques recommandations à prendre en compte :

- Variez les sources : Alternez entre les substituts de repas et les repas traditionnels pour éviter la monotonie alimentaire et garantir un apport nutritif varié.

- Choisissez la qualité : Optez pour des substituts de repas riches en protéines, en fibres et en nutriments essentiels pour soutenir votre santé.

- Éduquez-vous : Utilisez les substituts de repas comme un outil temporaire pour atteindre vos objectifs, tout en continuant à développer des compétences en matière de choix alimentaires sains.

- Consultez un professionnel de la santé : Si vous envisagez d'utiliser régulièrement des substituts de repas, assurez-vous que cela convient à vos besoins nutritionnels et à votre santé en consultant un professionnel de la santé.

Les substituts de repas peuvent être utiles dans le cadre d'un régime alimentaire équilibré, mais ils ne devraient pas être la seule source de nutrition à long terme. L'accent doit toujours être mis sur la consommation d'aliments variés, riches en nutriments et adaptés à vos besoins individuels pour maintenir une bonne santé globale.

55 - La perte de poids équilibrée pour les adolescents

L'adolescence est une période de changements physiologiques, émotionnels et sociaux significatifs. Pour de nombreux adolescents, la gestion du poids peut devenir une préoccupation. Cependant, il est crucial d'aborder la perte de poids de manière équilibrée et respectueuse de la croissance et du développement en cours.

L'adolescence est une période de croissance rapide et de développement, caractérisée par des besoins nutritionnels accrus. Il est important de reconnaître que les besoins énergétiques des adolescents diffèrent de ceux des adultes. Les adolescents ont besoin de calories et de nutriments supplémentaires pour soutenir leur croissance, leur développement musculaire, leur fonction cérébrale et leur activité physique.

Au lieu de se concentrer uniquement sur la perte de poids, les adolescents devraient prioriser une nutrition équilibrée qui répond à leurs besoins en nutriments. Les repas devraient être riches en légumes, en fruits, en protéines maigres, en grains entiers et en produits laitiers faibles en gras. Il est essentiel d'éviter les régimes restrictifs qui pourraient nuire à la croissance et au développement.

L'activité physique est essentielle pour la santé globale des adolescents. Encourager les adolescents à participer à des activités qu'ils aiment, comme la danse, la natation, le vélo ou les sports d'équipe, peut contribuer à brûler des calories tout en renforçant leur estime de soi et leur bien-être émotionnel.

Les régimes drastiques, tels que les régimes extrêmement faibles en calories ou les régimes à la mode, ne sont pas appropriés pour les adolescents en pleine croissance. De tels régimes peuvent entraîner des carences nutritionnelles et nuire à la santé à long terme. Il est important de promouvoir une alimentation équilibrée et durable plutôt que des solutions rapides et restrictives.

L'adolescence peut être une période stressante en raison des pressions scolaires, sociales et personnelles. Enseigner aux adolescents des techniques de gestion du stress, comme la méditation, la respiration profonde et l'activité physique, peut les aider à mieux faire face aux défis émotionnels sans se tourner vers la nourriture pour soulager le stress.

Encourager les adolescents à développer des habitudes alimentaires conscientes peut les aider à mieux comprendre leurs signaux de faim et de satiété. Manger lentement, écouter son corps et reconnaître les émotions qui influencent la consommation alimentaire sont des compétences importantes pour favoriser une relation saine avec la nourriture.

Il est crucial de promouvoir une image corporelle positive chez les adolescents. Les adolescents sont vulnérables aux pressions sociales et médiatiques concernant l'apparence physique. Encourager l'amour-propre et l'acceptation de soi peut contribuer à une relation saine avec son corps et à la prévention des troubles alimentaires.

La perte de poids chez les adolescents doit être abordée avec sensibilité et prudence. L'objectif principal devrait être de favoriser la santé, le bien-être et une relation positive avec la nourriture et son propre corps. Encourager une nutrition équilibrée, une activité physique régulière et des habitudes alimentaires conscientes sont des éléments clés pour soutenir les adolescents dans leur parcours vers une meilleure santé globale.

56 - Adapter votre alimentation en fonction de votre âge

L'alimentation joue un rôle crucial à chaque étape de la vie, en fournissant les nutriments nécessaires pour soutenir la croissance, le développement, la santé et le bien-être. Cependant, les besoins nutritionnels évoluent tout au long de la vie, ce qui rend important d'adapter votre alimentation en fonction de votre âge.

Enfance et adolescence :

Pendant l'enfance et l'adolescence, la croissance et le développement sont à leur apogée. Les besoins en calories, protéines, calcium et autres nutriments essentiels sont élevés. Il est crucial de fournir une alimentation équilibrée riche en légumes, fruits, produits laitiers, protéines maigres et grains entiers pour soutenir la croissance osseuse, musculaire et cérébrale.

Âge adulte jeune :

À l'âge adulte jeune, les besoins en nutriments restent élevés pour maintenir la santé et l'énergie. Cependant, il est important de surveiller les portions pour éviter une prise de poids excessive. Optez pour des graisses saines, des protéines maigres, des glucides complexes et des fibres pour maintenir un poids santé et soutenir vos activités quotidiennes.

Âge adulte moyen :

À mesure que vous atteignez l'âge adulte moyen, votre métabolisme peut ralentir légèrement et vos besoins énergétiques peuvent diminuer. Une alimentation riche en antioxydants, en fibres et en graisses saines peut contribuer à la santé cardiaque et à la prévention des maladies chroniques. Les choix alimentaires peuvent également influencer la santé osseuse, la gestion du stress et la santé hormonale.

Âge avancé :

À mesure que vous vieillissez, il est important de maintenir une alimentation équilibrée pour préserver la santé. Les besoins en calories peuvent diminuer, mais les besoins en nutriments restent élevés. Optez pour des aliments riches en calcium et en vitamine D pour maintenir la santé osseuse. Les protéines sont également essentielles pour prévenir la perte de masse musculaire liée à l'âge.

Conseils pour adapter votre alimentation :

- Incorporez une variété d'aliments : Choisissez une grande variété d'aliments pour vous assurer d'obtenir un large éventail de nutriments essentiels.

- Priorisez les protéines : Les protéines sont importantes à chaque étape de la vie pour la construction musculaire, la réparation cellulaire et la santé générale.

- Mangez des graisses saines : Les graisses saines, telles que les acides gras oméga-3, sont bénéfiques pour la santé cardiaque et cérébrale.

- Optez pour des glucides complexes : Les glucides complexes, comme les grains entiers, fournissent une énergie durable et des fibres pour la santé digestive.

- Surveillez les portions : Les besoins caloriques peuvent varier en fonction de l'âge et de l'activité physique. Surveillez les portions pour éviter une prise de poids non souhaitée.

- Restez Hydraté : L'hydratation est importante à tout âge pour soutenir la digestion, la santé de la peau et les fonctions corporelles.

- Consultez un Professionnel de la Santé : Si vous avez des besoins nutritionnels spécifiques en raison de conditions médicales ou de facteurs de santé, consultez un professionnel de la santé pour des conseils personnalisés.

Adapter votre alimentation en fonction de votre âge est essentiel pour soutenir une santé optimale tout au long de la vie. Les besoins nutritionnels évoluent à chaque étape, et des choix alimentaires appropriés peuvent contribuer à la prévention des maladies, à la gestion du poids et au bien-être global. En incorporant une variété d'aliments nutritifs et en écoutant les besoins de votre corps, vous pouvez maintenir une alimentation équilibrée et favoriser une santé optimale.

57 - Les bienfaits de l'entraînement en plein air

L'entraînement en plein air offre une expérience rafraîchissante et dynamique qui va au-delà des murs d'une salle de sport traditionnelle. La nature devient votre salle de sport, offrant une variété d'environnements stimulants pour votre routine d'exercice.

L'un des avantages majeurs de l'entraînement en plein air est qu'il stimule la motivation. Lorsque vous sortez et que vous vous engagez dans des activités physiques dans un environnement naturel, vous êtes plus enclin à rester engagé et enthousiaste. La variété des paysages, des sentiers et des possibilités d'entraînement en plein air peut éviter la monotonie de l'exercice en salle.

L'entraînement en plein air vous permet également de bénéficier de l'exposition à la lumière naturelle du soleil, ce qui favorise la synthèse de la vitamine D dans votre peau. La vitamine D est essentielle pour la santé des os, le système immunitaire et la régulation de l'humeur. Passer du temps à l'extérieur peut donc avoir des avantages physiologiques et mentaux.

L'environnement extérieur offre une variété d'éléments naturels qui peuvent être intégrés à votre entraînement. Monter des collines, sauter par-dessus des obstacles naturels, grimper sur des rochers ou courir sur des terrains inégaux stimule vos muscles de différentes manières. Cela contribue à développer une condition physique globale en améliorant l'agilité, l'équilibre et la coordination.

L'entraînement en plein air a été associé à une réduction du stress et de l'anxiété. La connexion avec la nature, la beauté des paysages et le son apaisant des oiseaux peuvent favoriser un état de calme et de relaxation. De plus, l'exercice en plein air libère des endorphines, qui sont des hormones du bonheur, améliorant ainsi votre bien-être mental.

La nature offre un environnement stimulant pour votre cerveau. La variété des éléments naturels, les changements de terrain et les défis visuels encouragent la stimulation cognitive. L'entraînement en plein air peut améliorer votre capacité à résoudre des problèmes, à prendre des décisions rapides et à rester mentalement alerte.

Lorsque vous vous entraînez en plein air, vous avez l'occasion de vous connecter avec la nature de manière significative. Vous pouvez prendre conscience de l'environnement qui vous entoure, observer les détails de la faune et de la flore et apprécier la beauté naturelle qui vous entoure. Cette connexion peut renforcer votre appréciation de l'environnement et de l'importance de le préserver.

L'entraînement en plein air offre une flexibilité dans votre routine. Vous n'êtes pas limité aux horaires d'ouverture des salles de sport et aux équipements spécifiques. Vous pouvez choisir l'endroit et le moment qui vous conviennent le mieux, ce qui vous permet d'intégrer facilement l'exercice dans votre emploi du temps chargé.

Conseils pour l'Entraînement en Plein Air :

-   Sélectionnez des Activités que Vous Aimez : Choisissez des activités en plein air qui vous passionnent, comme la randonnée, le vélo, la course à pied, le yoga en plein air, etc.

- Préparez-Vous à la Météo : Assurez-vous d'être prêt pour différentes conditions météorologiques en portant des vêtements appropriés et en restant hydraté.
- Respectez l'Environnement : Lorsque vous vous entraînez en plein air, veillez à respecter l'environnement en évitant de laisser des déchets et en restant sur les sentiers désignés.
- Alternez les Environnements : Explorez différents endroits pour éviter la monotonie et stimuler votre intérêt.

L'entraînement en plein air offre une expérience unique qui peut améliorer votre santé physique, mentale et émotionnelle. Que ce soit pour la motivation accrue, la connexion avec la nature ou les avantages pour la condition physique, l'environnement extérieur peut être une source d'inspiration pour votre routine d'exercice. Alors, sortez et profitez des bienfaits revitalisants de l'entraînement en plein air.

58 - Booster votre métabolisme naturellement

Le métabolisme joue un rôle crucial dans la gestion du poids et de l'énergie de notre corps. Il représente la somme de toutes les réactions chimiques qui se produisent à l'intérieur de nos cellules pour maintenir la vie. Un métabolisme bien équilibré peut faciliter la perte de poids et aider à maintenir un poids santé.

L'un des moyens les plus efficaces pour booster votre métabolisme est de manger plus fréquemment, mais en petites quantités. Cela permet à votre corps de rester en mode "combustion", car il doit constamment digérer les aliments. Cependant, assurez-vous de choisir des aliments nutritifs et équilibrés pour éviter les excès caloriques.

Les protéines jouent un rôle crucial dans le métabolisme. Votre corps utilise plus d'énergie pour digérer les protéines que pour les glucides ou les graisses. En intégrant des sources de protéines maigres comme le poulet, le poisson, les œufs et les légumineuses dans vos repas, vous pouvez augmenter la thermogenèse et favoriser la croissance musculaire, ce qui à son tour stimule le métabolisme.

Le petit déjeuner est la première occasion de stimuler votre métabolisme chaque jour. Optez pour un petit déjeuner équilibré contenant des protéines, des glucides complexes et des graisses saines. Cela donne à votre corps l'énergie nécessaire pour démarrer la journée tout en évitant les fringales plus tard.

Certains aliments ont la capacité d'augmenter la température corporelle, ce qui stimule la dépense calorique. Les épices comme le poivre de Cayenne, le gingembre et le curcuma, ainsi que les aliments riches en fibres comme les légumes verts feuillus et les grains entiers, ont des effets thermogéniques.

La déshydratation peut ralentir le métabolisme. Boire suffisamment d'eau tout au long de la journée est essentiel pour maintenir un métabolisme efficace. L'eau est également nécessaire pour les réactions chimiques qui se produisent dans le corps, y compris la combustion des calories.

L'exercice joue un rôle clé dans l'augmentation du métabolisme. Les séances d'entraînement aérobique et anaérobique, combinées à la musculation, aident à brûler des calories pendant l'exercice et augmentent le métabolisme basal, même au repos. L'exercice à haute intensité, comme le HIIT, est particulièrement efficace pour stimuler le métabolisme.

Le sommeil joue un rôle essentiel dans la régulation du métabolisme. Le manque de sommeil peut perturber les hormones qui régulent la faim et la satiété, ce qui peut entraîner des choix alimentaires moins sains. Assurez-vous de dormir suffisamment chaque nuit pour maintenir un métabolisme sain.

Le stress chronique peut avoir un impact négatif sur le métabolisme. Lorsque vous êtes stressé, votre corps peut libérer des hormones comme le cortisol, qui peuvent affecter la façon dont votre corps stocke les graisses. Des pratiques de gestion du stress comme la méditation, le yoga et la respiration profonde peuvent aider à maintenir un métabolisme équilibré.

Les régimes extrêmement restrictifs peuvent ralentir le métabolisme à long terme. Lorsque votre corps est privé de nutriments essentiels, il peut passer en mode de survie et brûler moins de calories pour économiser de l'énergie.

Optez pour un régime équilibré et durable pour maintenir un métabolisme efficace.

Il existe de nombreuses façons naturelles d'optimiser votre métabolisme et de faciliter votre parcours de perte de poids. En adoptant des habitudes alimentaires saines, en faisant de l'exercice régulièrement, en dormant suffisamment et en gérant le stress, vous pouvez stimuler votre métabolisme et améliorer votre bien-être général. L'ensemble de ces approches combinées peut vous aider à atteindre et à maintenir un poids santé de manière durable.

59 - La gestion des émotions sans recourir à la nourriture

Les émotions jouent un rôle essentiel dans notre vie quotidienne, mais parfois, nous pouvons être tentés de les soulager en ayant recours à la nourriture. Cela peut entraîner des habitudes alimentaires émotionnelles néfastes et entraver nos efforts de perte de poids.

La première étape pour gérer les émotions de manière efficace est de les reconnaître. Prenez le temps de vous connecter à vos émotions, que ce soit la tristesse, la colère, l'anxiété ou la frustration. En identifiant ce que vous ressentez, vous pouvez mieux comprendre les déclencheurs émotionnels et trouver des moyens appropriés de faire face.

La pleine conscience consiste à être conscient de vos émotions et de vos sensations corporelles sans jugement. Pratiquer la pleine conscience peut vous aider à prendre du recul par rapport à vos émotions, vous permettant ainsi de répondre de manière plus réfléchie plutôt que réactive. Des techniques telles que la méditation et la respiration profonde peuvent vous aider à développer cette compétence.

Lorsque vous ressentez des émotions intenses, trouvez des alternatives saines pour les gérer. Engagez-vous dans des activités qui vous procurent du plaisir et vous détendent, comme la lecture, l'écriture, le dessin, la musique, la marche ou la pratique d'un passe-temps. Trouver des moyens non alimentaires de répondre à vos émotions peut aider à éviter la suralimentation émotionnelle.

Parler de vos émotions avec un ami, un membre de votre famille ou un professionnel de la santé mentale peut être extrêmement bénéfique. L'expression de vos émotions peut vous aider à libérer ce que vous ressentez et à obtenir des perspectives externes sur la situation. Cela peut également renforcer vos relations et vous aider à vous sentir compris.

Soyez gentil avec vous-même lorsque vous traversez des moments émotionnels difficiles. L'auto-compassion consiste à traiter vos propres sentiments avec la même compréhension et la même gentillesse que vous le feriez pour un ami. Évitez de vous critiquer ou de vous blâmer pour vos émotions, car cela peut aggraver la situation.

La nourriture ne résout pas les problèmes émotionnels à long terme. Reconnaître que manger pour gérer vos émotions ne fait que masquer temporairement le problème et peut entraîner des sentiments de culpabilité par la suite. Trouvez des moyens plus constructifs de faire face à vos émotions, comme l'expression créative, la relaxation ou la communication.

Lorsque vous êtes confronté à des émotions intenses, prévoyez un plan d'action pour les gérer. Vous pouvez écrire une liste d'activités que vous pouvez faire pour vous distraire ou vous apaiser lorsque les émotions surgissent. Avoir un plan en place peut vous aider à faire face de manière proactive au lieu de céder à des habitudes alimentaires émotionnelles.

Chaque émotion que vous ressentez peut être une occasion d'apprentissage. Prenez du recul et réfléchissez à ce que cette émotion peut vous enseigner sur vous-même et sur la manière dont vous réagissez aux situations. Utilisez ces moments pour grandir, développer votre résilience émotionnelle et trouver des stratégies plus saines pour faire face à l'avenir.

Si vous avez du mal à gérer vos émotions sans recourir à la nourriture, n'hésitez pas à demander de l'aide. Un professionnel de la santé mentale peut vous guider à travers des techniques de gestion émotionnelle, vous aider à explorer les racines de vos habitudes alimentaires émotionnelles et vous fournir des outils pour les surmonter.

Il est important de trouver des moyens sains de gérer vos émotions sans recourir à la nourriture. En développant des compétences en gestion émotionnelle, en pratiquant la pleine conscience et en trouvant des alternatives constructives, vous pouvez éviter les habitudes alimentaires émotionnelles et soutenir vos efforts de perte de poids tout en favorisant votre bien-être mental.

60 - Les avantages de garder un journal alimentaire

L'un des outils les plus puissants pour soutenir vos efforts de perte de poids et de maintien d'un mode de vie sain est le journal alimentaire. Tenir un registre de ce que vous mangez et buvez peut sembler anodin, mais c'est une méthode éprouvée pour accroître votre conscience alimentaire, identifier les habitudes néfastes et prendre des décisions éclairées.

Garder un journal alimentaire vous oblige à être attentif à ce que vous consommez. Cela vous aide à réaliser la quantité de nourriture que vous mangez, ainsi que les choix alimentaires que vous faites. Cette prise de conscience peut être une étape importante pour identifier les excès, les grignotages impulsifs et les schémas alimentaires peu sains.

En enregistrant régulièrement vos repas et collations, vous pouvez repérer les habitudes alimentaires qui pourraient entraver vos objectifs. Peut-être remarquerez-vous que vous avez tendance à trop manger lors des moments de stress, ou que vous sautez souvent le petit déjeuner. Cette prise de conscience vous permet de cibler ces habitudes et de travailler à les changer.

Garder un journal alimentaire vous aide à comprendre les portions recommandées et à ajuster votre consommation en conséquence. Souvent, nous surestimons ou sous-estimons la taille des portions, ce qui peut avoir un impact sur notre apport calorique total. En notant les quantités exactes, vous pouvez mieux gérer votre consommation.

Enregistrez les détails nutritionnels de vos repas, y compris les calories, les protéines, les glucides et les graisses. Cela vous permet de voir la répartition de votre alimentation et de vous assurer que vous obtenez un équilibre adéquat en nutriments essentiels. Vous pouvez également identifier les lacunes nutritionnelles et ajuster vos choix alimentaires en conséquence.

Un journal alimentaire peut vous aider à identifier les moments où vous êtes le plus susceptible de grignoter ou de manger par ennui. En étant conscient de ces moments, vous pouvez prendre des mesures pour éviter les grignotages impulsifs en planifiant des collations saines ou en vous engageant dans des activités distrayantes.

Garder un journal alimentaire vous permet de suivre vos progrès au fil du temps. Vous pouvez voir comment vos habitudes alimentaires évoluent et comment elles affectent vos résultats en matière de perte de poids et de bien-être général. Cela peut être une source de motivation pour rester sur la bonne voie.

Un journal alimentaire peut mettre en lumière la relation entre votre alimentation et vos émotions. Vous pourriez remarquer que vous avez tendance à manger davantage en réaction au stress ou aux émotions négatives. Cette compréhension vous permet de trouver des moyens plus sains de faire face à vos émotions plutôt que de recourir à la nourriture.

Garder un journal alimentaire peut être un outil puissant pour améliorer vos habitudes alimentaires, prendre conscience de vos choix et progresser vers vos objectifs de perte de poids et de bien-être. En suivant régulièrement vos repas et en notant vos émotions liées à l'alimentation, vous pouvez développer une compréhension profonde de vos schémas alimentaires et trouver des moyens plus sains de faire face aux défis émotionnels.

61 - L'impact des écrans sur votre poids

L'omniprésence des écrans dans notre vie moderne a apporté de nombreux avantages, mais elle a également engendré des effets néfastes sur notre bien-être, y compris notre poids. Les smartphones, tablettes, ordinateurs et téléviseurs sont devenus des compagnons constants, mais la relation entre l'utilisation excessive des écrans et le gain de poids mérite d'être explorée.

L'un des facteurs clés reliant les écrans et le poids est la sédentarité. Passer de longues heures devant un écran, que ce soit pour travailler, jouer à des jeux vidéo ou regarder des séries, peut entraîner une réduction significative de l'activité physique. Le temps passé assis est directement lié à une dépense calorique réduite et à un métabolisme ralenti. De plus, lorsque nous sommes absorbés par nos écrans, nous avons tendance à négliger les signaux de faim et de satiété, ce qui peut conduire à une surconsommation alimentaire.

Outre l'impact sur l'activité physique, l'utilisation excessive des écrans peut perturber le sommeil, ce qui peut influencer votre poids. La lumière bleue émise par les écrans peut interférer avec la production de mélatonine, une hormone qui régule le sommeil. Un sommeil insuffisant ou de mauvaise qualité peut perturber les hormones qui contrôlent l'appétit et la satiété, augmentant ainsi les chances de manger en excès.

Les écrans peuvent également influencer vos choix alimentaires. Les publicités, les images de plats délicieux sur les réseaux sociaux et les émissions culinaires peuvent susciter des envies de nourriture, même lorsque vous n'avez pas faim. De plus, le grignotage devant un écran devient une habitude courante, ce qui peut entraîner une consommation excessive de calories, principalement sous forme de collations peu nutritives.

Les écrans peuvent également avoir un impact sur votre santé mentale, ce qui peut à son tour influencer votre poids. Le stress, l'anxiété et la dépression peuvent être exacerbés par une utilisation excessive des écrans, et de nombreuses personnes trouvent du réconfort dans la nourriture en réponse à ces émotions négatives. Ce schéma de « manger émotionnel » peut contribuer à la prise de poids non désirée.

Pour limiter l'impact des écrans sur votre poids, il est important de prendre des mesures pour réduire votre temps d'écran et adopter des habitudes plus saines. Fixez des limites pour l'utilisation des écrans, en particulier avant de vous coucher. Créez un environnement propice au sommeil en évitant les écrans au moins une heure avant de dormir. Essayez de remplacer les activités sédentaires devant un écran par des activités physiques, comme la marche, le vélo ou le jardinage.

Soyez conscient de vos choix alimentaires et de vos envies lorsque vous êtes exposé à des écrans. Si vous avez tendance à grignoter devant la télévision, préparez des collations saines à l'avance et évitez de manger directement devant l'écran. Évitez de manger en réponse à des émotions négatives provoquées par des contenus en ligne.

Il est important de reconnaître l'impact potentiel des écrans sur votre poids et de prendre des mesures pour limiter les effets néfastes. En réduisant votre temps d'écran, en adoptant des habitudes alimentaires conscientes et en favorisant une activité physique régulière, vous pouvez atténuer les conséquences de l'utilisation excessive des écrans sur votre poids et sur votre bien-être général.

62 - L'importance d'une routine de fitness régulière

Dans la quête d'une perte de poids réussie et d'un mode de vie sain, l'établissement d'une routine de fitness régulière joue un rôle fondamental. Bien que l'alimentation soit un pilier important de tout plan de perte de poids, l'activité physique régulière est un complément essentiel pour atteindre vos objectifs et maintenir votre poids idéal sur le long terme.

L'importance d'une routine de fitness régulière réside dans ses multiples avantages pour la santé. Tout d'abord, l'exercice physique contribue à augmenter la dépense calorique, ce qui est essentiel pour créer un déficit calorique et favoriser la perte de poids. En brûlant plus de calories que celles que vous consommez, votre corps utilise ses réserves de graisse comme source d'énergie, ce qui entraîne une réduction du poids corporel.

En plus de favoriser la perte de poids, l'exercice régulier a un impact positif sur la composition corporelle. En combinant l'entraînement cardiovasculaire avec des exercices de renforcement musculaire, vous pouvez non seulement brûler des calories, mais également développer et tonifier vos muscles. Les muscles ont un métabolisme plus élevé que la graisse, ce qui signifie que plus vous avez de muscles, plus votre corps brûle de calories au repos.

Une routine de fitness régulière améliore également la santé cardiovasculaire. Les exercices cardiovasculaires, tels que la course à pied, la natation et le cyclisme, renforcent le cœur et les poumons, améliorant ainsi la circulation sanguine et l'apport en oxygène dans tout le corps. Une meilleure santé cardiovasculaire contribue à renforcer votre endurance physique, ce qui vous permet de vous engager dans des activités quotidiennes avec plus d'énergie.

L'exercice régulier a également un impact positif sur le bien-être mental. Lorsque vous vous entraînez, votre corps libère des endorphines, également connues sous le nom d'hormones du bonheur. Ces endorphines agissent comme des analgésiques naturels et peuvent améliorer votre humeur, réduire le stress et l'anxiété. Une routine de fitness régulière peut donc contribuer à votre santé mentale globale.

Pour établir une routine de fitness efficace, il est important de choisir des activités qui vous plaisent et qui correspondent à vos objectifs. L'activité physique ne doit pas nécessairement être une séance d'entraînement intense en salle de sport. Vous pouvez intégrer des activités que vous appréciez dans votre quotidien, comme la danse, la marche rapide, le yoga ou le vélo.

La clé de la réussite réside dans la cohérence. Planifiez des séances d'entraînement régulières dans votre emploi du temps et traitez-les comme des rendez-vous non négociables. Fixez-vous des objectifs réalisables et progressez graduellement. Il est important de commencer lentement, surtout si vous êtes novice en matière d'exercice, pour éviter les blessures et la surenchère.

En plus de l'exercice physique, veillez à accorder une attention suffisante à la récupération. Votre corps a besoin de temps pour se réparer et se renforcer après l'entraînement. Assurez-vous de dormir suffisamment, de manger une alimentation équilibrée et de pratiquer des techniques de relaxation pour favoriser une récupération optimale.

L'importance d'une routine de fitness régulière dans votre parcours de perte de poids et de maintien d'un mode de vie sain ne peut être surestimée. L'exercice régulier favorise la perte de poids, améliore la composition corporelle, renforce la santé cardiovasculaire, favorise le bien-être mental et contribue à votre énergie au quotidien. En intégrant l'activité physique à votre routine quotidienne, vous créez un environnement propice à la réussite de vos objectifs de santé et de poids.

63 - Les collations pré-entraînement et post-entraînement

Lorsque vous vous engagez dans une routine d'entraînement régulière, l'alimentation joue un rôle crucial dans vos performances et vos résultats. Les collations pré-entraînement et post-entraînement sont des éléments essentiels de votre plan alimentaire, car elles fournissent à votre corps l'énergie nécessaire avant l'effort et les nutriments nécessaires pour la récupération après l'effort.

Commençons par les collations pré-entraînement. L'objectif principal d'une collation avant l'entraînement est de fournir à votre corps l'énergie nécessaire pour soutenir votre séance d'entraînement sans vous alourdir ni vous causer d'inconfort. Une collation bien choisie peut améliorer vos performances, augmenter votre endurance et favoriser une meilleure concentration pendant l'exercice.

Optez pour une collation pré-entraînement riche en glucides complexes, qui sont une source d'énergie durable. Les fruits, les céréales complètes ou une tranche de pain complet avec une source de protéines maigres comme le yaourt grec ou le fromage blanc sont d'excellents choix. Les glucides fournissent l'énergie nécessaire pour alimenter vos muscles pendant l'effort, tandis que les protéines aident à prévenir la dégradation musculaire.

Il est important de choisir une collation pré-entraînement qui ne soit pas trop volumineuse, car une digestion difficile peut entraver vos performances. Optez pour une collation légère environ 30 minutes à une heure avant votre séance d'entraînement. Assurez-vous également de rester hydraté en buvant suffisamment d'eau avant l'effort.

Passons maintenant aux collations post-entraînement, qui jouent un rôle crucial dans la récupération et la réparation musculaire. Après un entraînement, vos muscles ont besoin de nutriments pour se réparer et se renforcer, ce qui favorise la croissance musculaire et améliore vos performances futures.

Une collation post-entraînement doit contenir à la fois des glucides et des protéines. Les glucides aident à reconstituer les réserves d'énergie épuisées pendant l'entraînement, tandis que les protéines fournissent les acides aminés nécessaires à la réparation musculaire. Un shake protéiné, une poignée de noix et de fruits secs, ou une banane avec du beurre d'arachide sont d'excellentes options.

Il est recommandé de consommer une collation post-entraînement dans la fenêtre de 30 minutes à deux heures après l'exercice, lorsque vos muscles sont les plus réceptifs aux nutriments. Cette collation aidera à réduire les douleurs musculaires, à favoriser la récupération et à préparer votre corps pour votre prochaine séance d'entraînement.

Outre les collations pré-entraînement et post-entraînement, il est important de suivre une alimentation équilibrée tout au long de la journée pour soutenir vos objectifs de fitness. Assurez-vous de consommer des repas riches en nutriments, comprenant des sources de protéines maigres, des glucides complexes, des graisses saines et des légumes.

Les collations pré-entraînement et post-entraînement sont des éléments cruciaux de votre plan alimentaire lorsque vous vous engagez dans une routine d'entraînement régulière. Les collations pré-entraînement fournissent l'énergie nécessaire pour soutenir vos performances, tandis que les collations post-entraînement favorisent la récupération musculaire et la croissance. En choisissant des options riches en glucides et en protéines, vous pouvez optimiser vos résultats et profiter pleinement de vos séances d'entraînement.

64 - Les aliments à éviter pour une minceur durable

Lorsque vous entreprenez un voyage vers une minceur durable, il est essentiel de comprendre que les choix alimentaires jouent un rôle crucial dans votre succès. En identifiant et en évitant certains aliments qui peuvent entraver vos efforts, vous pouvez créer une base solide pour atteindre et maintenir vos objectifs de poids à long terme. Voici un aperçu plus détaillé des aliments à éviter pour favoriser une minceur durable.

Les aliments riches en sucres ajoutés sont l'un des principaux obstacles à une alimentation équilibrée et à la perte de poids. Les sucres ajoutés se cachent souvent dans les aliments transformés, les boissons sucrées et les friandises. Lorsque vous consommez ces aliments, votre glycémie peut augmenter rapidement, provoquant une sensation d'énergie suivie d'une baisse brutale. Cette fluctuation peut déclencher des fringales, vous poussant à consommer davantage de calories que nécessaire. En plus de perturber votre équilibre énergétique, une consommation excessive de sucres ajoutés est liée à des problèmes de santé tels que l'obésité, le diabète de type 2 et les maladies cardiaques.

Les aliments ultra-transformés, tels que les collations emballées, les plats préparés et les fast-foods, sont souvent riches en calories vides et en additifs artificiels. Bien qu'ils puissent sembler pratiques, ces aliments manquent souvent de nutriments essentiels. Ils sont également conçus pour être hautement palatables, ce qui peut entraîner une surconsommation. Opter pour des aliments entiers et non transformés vous permettra de fournir à votre corps les nutriments dont il a besoin pour fonctionner de manière optimale.

Les graisses saturées, présentes dans les viandes grasses, les produits laitiers entiers et les aliments frits, peuvent avoir un impact négatif sur votre santé cardiaque et votre poids. Les graisses saturées peuvent augmenter votre taux de cholestérol LDL (mauvais cholestérol) et contribuer à l'accumulation de graisse corporelle. Opter pour des graisses insaturées, présentes dans les avocats, les noix, les graines et les huiles végétales, peut favoriser une meilleure santé cardiaque et aider à maintenir un poids santé.

La consommation excessive de sel est un autre facteur à prendre en compte lors de la poursuite d'une minceur durable. Les aliments riches en sel, comme les plats préparés et les snacks salés, peuvent entraîner une rétention d'eau, provoquant des ballonnements et une sensation de poids excessif. De plus, une alimentation riche en sel est associée à une pression artérielle élevée, ce qui peut augmenter le risque de maladies cardiaques.

Les aliments à base de farines raffinées, tels que le pain blanc et les pâtes raffinées, ont un indice glycémique élevé. Cela signifie qu'ils provoquent une augmentation rapide de la glycémie, suivie d'une chute soudaine, ce qui peut déclencher des fringales et une surconsommation alimentaire. Les grains entiers, comme l'avoine, le quinoa et le riz brun, sont de meilleures options car ils sont riches en fibres et libèrent l'énergie de manière plus constante.

Les boissons sucrées, y compris les jus de fruits et les boissons énergétiques, sont souvent riches en calories vides et en sucres ajoutés. Même les jus de fruits naturels peuvent contenir une quantité élevée de sucre sans les fibres présentes dans les fruits entiers. Optez plutôt pour des boissons non sucrées comme l'eau, les tisanes et les infusions de fruits pour vous hydrater de manière saine et soutenir vos efforts de perte de poids.

Eviter les aliments riches en sucres ajoutés, les aliments ultra-transformés, les graisses saturées, le sel en excès, les aliments à base de farines raffinées et les boissons sucrées est essentiel pour favoriser une minceur durable. Adopter une alimentation riche en aliments entiers, en légumes, en fruits, en protéines maigres, en grains entiers et en graisses saines vous permettra de nourrir votre corps avec les nutriments dont il a besoin pour maintenir un poids santé, optimiser votre énergie et améliorer votre bien-être général. En faisant des choix alimentaires éclairés, vous mettez en place les bases d'un mode de vie sain et équilibré.

65 - L'équilibre hormonal et la perte de poids

L'équilibre hormonal joue un rôle essentiel dans la régulation de divers processus corporels, y compris la gestion du poids. Comprendre l'impact de vos hormones sur la perte de poids et adopter des stratégies pour maintenir cet équilibre peut jouer un rôle clé dans votre réussite à long terme.

L'insuline est une hormone produite par le pancréas qui régule la glycémie en permettant aux cellules de capturer le glucose pour l'utiliser comme source d'énergie. Lorsque vous consommez des glucides, votre corps libère de l'insuline pour aider à transporter le glucose dans les cellules. Cependant, une alimentation riche en sucres ajoutés et en glucides raffinés peut entraîner une résistance à l'insuline, où les cellules deviennent moins sensibles à cette hormone. Cela peut conduire à des pics de sucre dans le sang, favorisant le stockage des graisses et les fringales.

L'hormone thyroïdienne joue également un rôle crucial dans la régulation du métabolisme. La glande thyroïde produit des hormones qui contrôlent la vitesse à laquelle votre corps brûle les calories. Si votre thyroïde est sous-active (hypothyroïdie), votre métabolisme peut ralentir, ce qui peut rendre la perte de poids plus difficile. D'autres facteurs tels que le stress, le manque de sommeil et certains régimes restrictifs peuvent également influencer la fonction thyroïdienne.

Les hormones sexuelles, telles que l'œstrogène et la progestérone chez les femmes, ont également un impact sur la perte de poids. Des fluctuations hormonales peuvent influencer la rétention d'eau, l'appétit et le métabolisme. Par exemple, certaines femmes éprouvent une prise de poids temporaire pendant leur cycle menstruel en raison des changements hormonaux.

e cortisol, souvent appelé "hormone du stress", joue un rôle crucial dans la réponse au stress. En situation de stress chronique, la libération constante de cortisol peut entraîner une augmentation de l'appétit, en particulier pour les aliments riches en sucre et en gras. De plus, le cortisol peut favoriser le stockage des graisses, en particulier autour de la région abdominale.

La leptine et la ghréline sont des hormones qui régulent l'appétit et la satiété. La leptine, produite par les cellules graisseuses, envoie des signaux au cerveau pour indiquer que vous êtes rassasié. Cependant, une résistance à la leptine peut se développer en raison d'une surconsommation de calories, ce qui peut perturber ces signaux de satiété. La ghréline, quant à elle, stimule l'appétit. Le manque de sommeil et le stress peuvent augmenter la production de ghréline, ce qui peut entraîner une suralimentation.

Pour favoriser un équilibre hormonal sain et faciliter la perte de poids, il est important de maintenir un mode de vie équilibré. Adoptez une alimentation riche en nutriments, privilégiant les aliments non transformés, les protéines maigres, les graisses saines et les glucides complexes. Pratiquez régulièrement l'exercice physique, qui peut aider à réguler les hormones et à stimuler le métabolisme. Assurez-vous de gérer le stress par des techniques de relaxation, de méditation et de gestion du temps. Enfin, accordez une attention particulière à votre sommeil, car un sommeil de qualité est essentiel pour maintenir un équilibre hormonal optimal.

L'équilibre hormonal joue un rôle crucial dans la perte de poids et la gestion du métabolisme. Comprendre l'impact de différentes hormones sur votre corps et adopter des habitudes de vie saines peuvent vous aider à atteindre vos objectifs de poids de manière efficace et durable.

66 - La perte de poids et les maladies cardiovasculaires

La relation entre la perte de poids et la santé cardiovasculaire est profonde et complexe. Les maladies cardiovasculaires, telles que les maladies cardiaques et les accidents vasculaires cérébraux, sont parmi les principales causes de décès dans le monde. L'adoption d'un mode de vie sain et la perte de poids peuvent jouer un rôle crucial dans la prévention et la gestion de ces problèmes de santé graves.

L'excès de poids et l'obésité sont des facteurs de risque majeurs de maladies cardiovasculaires. L'accumulation de graisse corporelle excessive peut entraîner une augmentation de la pression artérielle, du cholestérol sanguin et du taux de sucre dans le sang, ce qui peut endommager les parois des vaisseaux sanguins et favoriser l'accumulation de plaques athérosclérotiques. Ces plaques peuvent réduire le flux sanguin vers le cœur et le cerveau, augmentant ainsi le risque de crises cardiaques et d'accidents vasculaires cérébraux.

La perte de poids peut avoir des effets positifs significatifs sur la santé cardiovasculaire. En perdant du poids, vous réduisez la charge sur votre cœur et vos vaisseaux sanguins, ce qui peut contribuer à abaisser la pression artérielle et à améliorer les niveaux de cholestérol. De plus, la perte de poids peut améliorer la sensibilité à l'insuline, ce qui est essentiel pour maintenir des taux de sucre dans le sang stables et réduire le risque de diabète de type 2.

L'adoption d'une alimentation équilibrée et riche en nutriments est un élément clé de la perte de poids et de la santé cardiovasculaire. Les aliments riches en fibres, en antioxydants et en acides gras oméga-3, tels que les fruits, les légumes, les poissons gras, les noix et les graines, sont associés à une réduction du risque de maladies cardiovasculaires. De plus, en limitant la consommation d'aliments riches en graisses saturées, en sucres ajoutés et en sel, vous pouvez contribuer à maintenir une fonction cardiaque optimale.

L'activité physique joue également un rôle essentiel dans la prévention des maladies cardiovasculaires. L'exercice régulier peut aider à renforcer le cœur, à améliorer la circulation sanguine, à réduire l'inflammation et à maintenir un poids santé. En combinant une alimentation équilibrée avec une activité physique régulière, vous créez une synergie puissante pour améliorer la santé cardiovasculaire et favoriser la perte de poids.

Il est important de noter que la perte de poids doit être entreprise de manière sûre et durable. Des régimes restrictifs ou drastiques peuvent avoir des effets négatifs sur la santé cardiovasculaire en provoquant des carences nutritionnelles, des fluctuations de la pression artérielle et des perturbations du métabolisme. Il est recommandé de consulter un professionnel de la santé avant d'entreprendre tout programme de perte de poids, en particulier si vous avez des antécédents de maladies cardiovasculaires ou d'autres problèmes de santé.

La perte de poids peut jouer un rôle significatif dans la prévention et la gestion des maladies cardiovasculaires. En adoptant une alimentation équilibrée, en faisant de l'exercice régulièrement et en adoptant un mode de vie sain, vous pouvez réduire les facteurs de risque associés à ces maladies graves. La poursuite d'une perte de poids saine et durable peut non seulement améliorer votre apparence physique, mais aussi contribuer à la santé à long terme de votre cœur et de vos vaisseaux sanguins.

67 - L'influence de la famille et des amis sur vos habitudes alimentaires

L'influence de notre environnement social, particulièrement de nos amis et de notre famille, sur nos habitudes alimentaires est un aspect complexe et omniprésent de nos choix quotidiens en matière de nourriture. Nos interactions avec nos proches peuvent jouer un rôle significatif dans la manière dont nous mangeons et les types d'aliments que nous consommons. Comprendre cette influence sociale peut nous aider à prendre des décisions alimentaires plus éclairées et à adopter un mode de vie sain et équilibré.

Les amis et la famille sont souvent les personnes avec lesquelles nous partageons des repas et des expériences alimentaires. Les moments passés ensemble, que ce soit autour de la table à la maison, dans un restaurant ou lors d'événements sociaux, peuvent avoir un impact considérable sur nos choix alimentaires. Si vos amis ont tendance à opter pour des aliments riches en calories, en graisses et en sucres, il est probable que vous soyez également influencé à suivre ces choix. D'un autre côté, si vos amis et votre famille privilégient une alimentation équilibrée et nutritive, vous pouvez être davantage motivé à faire de même.

Les repas partagés avec des amis ou en famille peuvent également influencer la quantité et le type d'aliments que vous consommez. Les normes sociales et la dynamique du groupe peuvent jouer un rôle dans vos décisions alimentaires. Par exemple, si vous êtes avec des amis qui commandent des plats copieux et riches en calories, vous pourriez vous sentir encouragé à faire de même pour éviter de vous sentir exclu. De même, lorsque vous partagez un repas en famille, les habitudes alimentaires établies au fil du temps peuvent influencer vos choix.

L'influence sociale peut également s'exercer par des commentaires ou des encouragements indirects. Vos proches peuvent faire des remarques sur ce que vous mangez, soit pour vous inciter à manger plus, soit pour vous encourager à faire des choix plus sains. Ces commentaires, qu'ils soient positifs ou négatifs, peuvent avoir un impact sur vos habitudes alimentaires et votre estime de soi.

Il est important de souligner que cette influence sociale n'est pas nécessairement négative. Elle peut également être positive et motivante. Par exemple, si vous avez des amis qui partagent votre engagement envers une alimentation saine et un mode de vie actif, leur influence peut renforcer vos efforts. Partager vos objectifs avec vos proches peut vous aider à obtenir leur soutien et à créer un environnement propice à la réussite de vos objectifs de santé.

Pour naviguer dans cet environnement social complexe, il est essentiel de cultiver une conscience alimentaire. Prenez le temps de réfléchir à vos choix alimentaires et à ce qui les motive. Sachez reconnaître quand vous cédez à l'influence sociale plutôt qu'à vos propres besoins et préférences. Éduquez-vous sur la nutrition et les avantages d'une alimentation équilibrée, afin de prendre des décisions alimentaires éclairées.

La communication joue également un rôle clé. Parlez ouvertement avec vos amis et votre famille de vos objectifs de santé et de bien-être. Le fait de partager vos intentions peut les encourager à vous soutenir dans vos choix alimentaires. Lors de repas partagés, proposez des alternatives saines ou choisissez des restaurants qui offrent des options nutritives.

Nos amis et notre famille ont une influence majeure sur nos habitudes alimentaires. Reconnaître cette influence et comprendre comment elle peut nous guider ou nous éloigner de nos objectifs de santé est crucial. En développant une conscience alimentaire, en éduquant vous-même et en communiquant ouvertement avec votre entourage, vous pouvez faire des choix alimentaires qui reflètent vos valeurs et vos aspirations en matière de santé et de bien-être.

68 - La perte de poids et le métabolisme au repos

La relation entre la perte de poids et le métabolisme au repos est un aspect crucial à comprendre lorsqu'on cherche à atteindre des objectifs de santé et de bien-être. Le métabolisme au repos, également appelé métabolisme de base, représente l'énergie que votre corps dépense pour maintenir ses fonctions essentielles lorsque vous êtes au repos. Comprendre comment la perte de poids peut influencer votre métabolisme au repos peut vous aider à prendre des décisions éclairées pour atteindre vos objectifs de perte de poids de manière saine et durable.

Lorsque vous perdez du poids, votre corps subit des changements métaboliques importants. En général, plus vous perdez de poids, plus votre métabolisme au repos a tendance à ralentir. Cela s'explique par le fait que votre corps nécessite moins d'énergie pour maintenir un poids corporel plus faible. En d'autres termes, à mesure que votre masse corporelle diminue, votre corps a besoin de moins de calories pour fonctionner au repos.

Ce ralentissement métabolique peut poser un défi lors de la perte de poids. À mesure que votre métabolisme au repos diminue, il peut devenir plus difficile de continuer à perdre du poids à un rythme constant. De plus, votre corps peut réagir à la restriction calorique en réduisant davantage la dépense énergétique pour préserver les réserves de graisse. C'est pourquoi certaines personnes ressentent un plateau dans leur perte de poids après avoir perdu initialement quelques kilos.

Cependant, il est important de noter que le métabolisme n'est pas immuable. Il peut s'adapter en réponse à différents facteurs, y compris l'activité physique, la composition corporelle et le maintien d'une alimentation équilibrée. Le maintien d'une activité physique régulière peut aider à prévenir un ralentissement métabolique excessif en stimulant la masse musculaire et en favorisant la dépense énergétique.

Une stratégie pour éviter un ralentissement métabolique excessif lors de la perte de poids consiste à maintenir une perte de poids progressive et réaliste. Perdre du poids lentement et de manière stable permet à votre corps de s'adapter progressivement aux changements, ce qui peut aider à minimiser les ajustements métaboliques drastiques. De plus, il est important de conserver une masse musculaire adéquate, car les muscles ont un métabolisme plus actif que la graisse corporelle, ce qui signifie qu'ils brûlent plus de calories au repos.

Il est également essentiel de ne pas restreindre excessivement les calories. Des régimes trop restrictifs peuvent non seulement ralentir votre métabolisme, mais aussi nuire à votre santé globale en provoquant des carences nutritionnelles et des déséquilibres hormonaux. Il est recommandé de viser une perte de poids qui équivaut à une réduction modérée de calories, combinée à une augmentation de l'activité physique.

La relation entre la perte de poids et le métabolisme au repos est complexe et interdépendante. Bien que la perte de poids puisse entraîner un ralentissement métabolique, il existe des stratégies pour minimiser cet effet et maintenir un métabolisme sain. En adoptant une approche progressive et réaliste de la perte de poids, en maintenant une activité physique régulière et en veillant à conserver une masse musculaire adéquate, vous pouvez atteindre vos objectifs de perte de poids de manière durable tout en soutenant la santé métabolique de votre corps.

69 - La préparation mentale pour attendre vos objectifs

La préparation mentale joue un rôle fondamental dans la réalisation de vos objectifs, en particulier lorsqu'il s'agit de la perte de poids. Adopter une approche positive et proactive envers votre santé mentale peut faire une différence significative dans votre succès à long terme. La perte de poids n'est pas seulement une question physique, mais aussi mentale, car elle exige de la détermination, de la patience et de la résilience pour surmonter les défis et rester concentré sur vos objectifs.

Tout d'abord, il est important de cultiver une attitude positive envers votre voyage de perte de poids. Évitez de vous concentrer uniquement sur les chiffres de la balance ou les résultats à court terme. Au lieu de cela, fixez-vous des objectifs holistiques qui englobent non seulement la perte de poids, mais aussi des éléments tels que l'amélioration de votre santé globale, de votre énergie et de votre bien-être émotionnel. En adoptant une perspective à long terme, vous serez mieux préparé à relever les défis et à maintenir vos efforts, même lorsque les résultats ne sont pas immédiatement visibles.

La gestion de vos attentes est également cruciale. La perte de poids durable ne se produit pas du jour au lendemain. Elle nécessite du temps, de la patience et de la cohérence. Comprenez que des hauts et des bas sont inévitables, et que les plateaux de perte de poids font partie du processus. Apprenez à apprécier les petites victoires en cours de route, qu'il s'agisse de vous sentir plus énergique, de constater des améliorations dans vos habitudes alimentaires ou de progresser dans votre activité physique.

La résilience mentale est une compétence essentielle pour surmonter les obstacles. Vous pourriez rencontrer des moments de doute, de frustration ou d'autodiscipline vacillante. Dans ces moments, développer des stratégies pour gérer le stress et la pression peut vous aider à maintenir votre motivation. La pratique de la méditation, de la respiration profonde, du yoga ou de techniques de relaxation peut contribuer à renforcer votre capacité à faire face aux défis avec calme et clarté.

La visualisation positive est un outil puissant pour renforcer votre préparation mentale. Prenez le temps chaque jour pour imaginer votre réussite. Visualisez-vous atteindre vos objectifs de perte de poids, vous sentir confiant et en bonne santé. Cette pratique peut renforcer votre confiance en vous et renforcer votre détermination à poursuivre vos efforts.

Une communication ouverte avec vous-même est également essentielle. Identifiez les pensées négatives ou auto-sabotantes qui peuvent entraver votre progrès. Transformez-les en affirmations positives et réalignez votre esprit sur des croyances qui vous soutiennent. Cela peut être un processus continu, mais cela peut avoir un impact significatif sur votre état d'esprit et vos actions.

Enfin, n'oubliez pas de célébrer vos succès, qu'ils soient grands ou petits. Reconnaître vos accomplissements renforce votre estime de soi et renforce votre motivation. Cela peut également renforcer votre engagement envers votre voyage de perte de poids.

La préparation mentale est un élément essentiel pour atteindre vos objectifs de perte de poids. En cultivant une attitude positive, en gérant vos attentes, en développant la résilience, en utilisant la visualisation positive, en pratiquant l'auto-communication et en célébrant vos succès, vous pouvez renforcer votre détermination, surmonter les défis et maintenir vos efforts sur le long terme. Votre état d'esprit peut jouer un rôle déterminant dans votre réussite, en créant un environnement mental favorable à l'accomplissement de vos objectifs de perte de poids et à votre bien-être général.

70 - Les avantages de l'entraînement en groupe

L'entraînement en groupe offre une variété d'avantages qui peuvent jouer un rôle essentiel dans votre parcours de remise en forme et de perte de poids. Participer à des séances d'entraînement en groupe peut non seulement améliorer votre condition physique, mais également influencer positivement votre état d'esprit, votre motivation et votre engagement envers vos objectifs.

L'un des attraits majeurs de l'entraînement en groupe réside dans la motivation qu'il apporte. Lorsque vous vous joignez à un groupe de personnes partageant des objectifs similaires, l'énergie collective et l'enthousiasme peuvent créer une ambiance dynamique propice à l'effort. Vous êtes plus enclin à vous investir pleinement dans vos séances d'entraînement lorsque vous êtes entouré de pairs qui vous encouragent à donner le meilleur de vous-même. La présence d'autres personnes engagées dans le même processus peut susciter une émulation positive et vous inciter à repousser vos limites.

Un autre avantage majeur de l'entraînement en groupe réside dans le soutien social qu'il offre. Les liens que vous tissez avec vos coéquipiers peuvent constituer une source inestimable de compréhension, d'encouragement et de partage d'expériences. Partager vos succès et vos défis avec d'autres personnes peut vous aider à garder le cap et à traverser les moments difficiles. La dynamique sociale peut renforcer votre engagement à long terme en créant un sentiment d'appartenance et une communauté de soutien solide.

La diversité des exercices est un autre atout important de l'entraînement en groupe. Les séances sont généralement structurées pour englober différents types d'exercices, allant du cardio au renforcement musculaire en passant par la flexibilité. Cette variété permet de solliciter différents groupes musculaires, de maintenir un entraînement équilibré et de prévenir l'ennui. En outre, l'ajout d'éléments ludiques tels que des jeux d'équipe ou des défis peut rendre les séances encore plus stimulantes.

La compétition amicale au sein du groupe peut également apporter une dimension excitante à votre entraînement. Les défis amicaux ou les activités compétitives peuvent vous inciter à vous surpasser et à atteindre de nouveaux niveaux de performance. Cette approche ludique peut pimenter vos séances d'entraînement, vous poussant à donner le meilleur de vous-même tout en vous amusant.

Enfin, l'entraînement en groupe renforce votre responsabilité personnelle. En vous engageant à participer aux séances planifiées, vous vous astreignez à une discipline régulière. La présence des autres membres du groupe crée une forme de responsabilité mutuelle, car votre engagement contribue également à la dynamique globale du groupe. Cette responsabilité partagée peut renforcer votre motivation à rester cohérent dans vos efforts.

L'entraînement en groupe offre une multitude d'avantages qui dépassent largement l'aspect physique de l'exercice. La motivation accrue, le soutien social, la diversité des exercices, la compétition amicale et la responsabilité personnelle sont autant d'éléments qui contribuent à rendre l'entraînement en groupe efficace et gratifiant. Si vous cherchez à maximiser vos résultats en matière de remise en forme et de perte de poids, envisager de rejoindre un groupe d'entraînement peut s'avérer une décision judicieuse pour bénéficier de ces avantages multiples.

71 - Les techniques de gestion du temps pour l'exercice

Les techniques de gestion du temps sont des outils précieux pour intégrer efficacement l'exercice dans votre emploi du temps chargé. En adoptant des stratégies adaptées, vous pouvez trouver le moyen de consacrer du temps à l'activité physique tout en jonglant avec les multiples responsabilités de la vie quotidienne.

La première étape pour gérer votre temps en vue de l'exercice est de définir vos priorités. Identifiez vos objectifs de remise en forme et de perte de poids, ainsi que les avantages que vous en retirerez. Cette clarté vous aidera à accorder la priorité à l'exercice parmi vos autres engagements. En reconnaissant l'importance de votre bien-être physique, vous serez plus enclin à trouver du temps pour l'exercice.

Planifiez votre semaine à l'avance pour intégrer l'exercice de manière stratégique. Examinez votre emploi du temps pour identifier les moments où vous pouvez consacrer du temps à l'activité physique. Que ce soit tôt le matin, pendant la pause déjeuner ou en soirée, choisissez des créneaux réguliers et inscrivez-les dans votre agenda comme des rendez-vous non négociables. Cette planification préalable renforce votre engagement envers l'exercice et le rend plus difficile à éviter.

La flexibilité est également cruciale pour une gestion efficace du temps. Si un imprévu survient et perturbe votre séance d'entraînement prévue, ne vous découragez pas. Adoptez une approche souple en adaptant votre emploi du temps pour trouver une nouvelle fenêtre de temps pour l'exercice. L'adaptabilité vous permet de rester sur la bonne voie malgré les défis inattendus.

Une technique courante est de regrouper vos activités pour maximiser votre temps. Si vous devez répondre à des courriels ou participer à des appels, envisagez de les faire tout en marchant ou en utilisant un vélo d'appartement. Intégrer l'exercice dans vos tâches quotidiennes peut vous aider à économiser du temps tout en restant actif.

Soyez créatif dans votre approche de l'exercice. Si vous n'avez pas de temps pour une séance d'entraînement prolongée, optez pour des séances plus courtes mais intenses. Les entraînements par intervalles de haute intensité (HIIT) peuvent brûler des calories et améliorer votre condition physique en moins de temps. Vous pouvez également diviser votre temps d'exercice en courtes périodes tout au long de la journée, comme des séances de 10 minutes.

Envisagez également de faire de l'exercice avec d'autres engagements. Si vous emmenez vos enfants au parc, profitez-en pour faire une promenade ou une séance de yoga. De même, organisez des sorties actives avec des amis ou en famille, comme des randonnées, des courses à vélo ou des cours de danse. Cela vous permet de combiner le temps passé avec vos proches et l'exercice physique.

Enfin, évaluez régulièrement votre emploi du temps pour apporter des ajustements si nécessaire. Si vous constatez que certaines périodes sont plus chargées que d'autres, planifiez en conséquence en réduisant ou en adaptant vos séances d'entraînement. Cette réévaluation constante vous aidera à maintenir un équilibre entre vos engagements et votre bien-être.

Les techniques de gestion du temps sont essentielles pour intégrer l'exercice dans votre vie quotidienne bien remplie. En définissant vos priorités, en planifiant à l'avance, en faisant preuve de flexibilité et en adoptant des approches créatives, vous pouvez trouver le temps nécessaire pour l'activité physique tout en gérant vos responsabilités. En fin de compte, l'exercice deviendra une partie naturelle de votre routine, contribuant ainsi à votre santé, votre forme physique et vos objectifs de perte de poids.

72 - Le jeûne intermittent et la perte de poids

Le jeûne intermittent est devenu une approche populaire pour la perte de poids, basée sur des périodes d'alternance entre la prise de nourriture et le jeûne. Cette méthode diffère des régimes traditionnels en se concentrant sur le moment où vous mangez plutôt que sur ce que vous mangez. Bien que le jeûne intermittent puisse présenter des avantages pour la perte de poids, il est important de comprendre ses mécanismes et ses implications pour prendre des décisions éclairées.

L'une des raisons pour lesquelles le jeûne intermittent est considéré comme efficace pour la perte de poids est qu'il peut contribuer à créer un déficit calorique. Pendant les périodes de jeûne, votre apport calorique est limité, ce qui incite votre corps à puiser dans les réserves de graisses pour obtenir de l'énergie. Cela peut entraîner une réduction de la masse grasse, favorisant ainsi la perte de poids.

Une autre manière dont le jeûne intermittent peut favoriser la perte de poids est en régulant les hormones impliquées dans la faim et la satiété. Les périodes de jeûne peuvent améliorer la sensibilité à l'insuline et réduire les pics de glycémie, ce qui peut contribuer à réduire les fringales et à contrôler la suralimentation. De plus, le jeûne intermittent peut augmenter la libération de l'hormone de croissance, qui joue un rôle dans la combustion des graisses et la préservation de la masse musculaire.

Cependant, le jeûne intermittent peut ne pas convenir à tout le monde. Certaines personnes peuvent trouver difficile de jeûner pendant de longues périodes, ce qui peut entraîner des épisodes de faim intense et des fringales. Il est important d'écouter votre corps et de choisir une approche de jeûne qui vous convient. De plus, le jeûne intermittent peut entraîner une restriction calorique excessive si vous ne compensez pas pendant les périodes de prise de nourriture, ce qui peut avoir des conséquences négatives sur votre métabolisme et votre bien-être général.

Lorsque vous envisagez le jeûne intermittent, il est crucial de maintenir une alimentation équilibrée et nutritive pendant les périodes de prise de nourriture. Optez pour des aliments riches en nutriments, en fibres, en protéines et en graisses saines pour vous assurer que votre corps reçoit les éléments essentiels dont il a besoin. Évitez les excès alimentaires pendant les périodes de prise de nourriture pour éviter de compenser les périodes de jeûne.

En outre, il est important de consulter un professionnel de la santé avant de commencer le jeûne intermittent, en particulier si vous avez des problèmes de santé sous-jacents ou si vous prenez des médicaments. Les femmes enceintes, les personnes atteintes de troubles alimentaires et les individus ayant des antécédents de troubles métaboliques devraient éviter le jeûne intermittent.

Le jeûne intermittent peut être une approche efficace pour la perte de poids en raison de son impact sur le déficit calorique, la régulation hormonale et la sensibilité à l'insuline. Cependant, il est essentiel de choisir une approche de jeûne qui convient à votre mode de vie et à vos besoins individuels. Assurez-vous de maintenir une alimentation équilibrée et de consulter un professionnel de la santé avant d'adopter le jeûne intermittent pour vous assurer que cette méthode est appropriée pour vous.

73 - Réduire le sel pour une minceur optimale

Réduire la consommation de sel peut jouer un rôle essentiel dans votre quête de minceur et de bien-être général. Le sel, composé principalement de sodium, est un minéral vital nécessaire à diverses fonctions corporelles. Cependant, une consommation excessive de sel peut être associée à une rétention d'eau, à une augmentation de la pression artérielle et à d'autres problèmes de santé. En adoptant une approche consciente de votre consommation de sel, vous pouvez contribuer à une perte de poids optimale et à un mode de vie sain.

Lorsque vous consommez trop de sel, votre corps peut retenir l'excès d'eau pour diluer le sodium, ce qui peut entraîner un gonflement et une sensation de ballonnement. Cette rétention d'eau peut non seulement influencer votre poids sur la balance, mais aussi affecter votre apparence physique. Les œdèmes et les sensations de gonflement peuvent rendre vos vêtements plus serrés et votre corps moins tonique. En réduisant votre consommation de sel, vous pouvez atténuer cette rétention d'eau, ce qui peut entraîner une sensation de légèreté et de bien-être.

Cependant, il est important de noter que la réduction de la rétention d'eau ne correspond pas nécessairement à une perte de graisse significative. La réduction de poids observée peut être temporaire et ne reflète pas toujours une amélioration réelle de votre composition corporelle. Pour obtenir des résultats durables, il est essentiel de combiner une réduction de la consommation de sel avec une alimentation équilibrée et une activité physique régulière.

Outre l'effet sur la rétention d'eau, une consommation excessive de sel peut également contribuer à une pression artérielle élevée. L'hypertension artérielle est un facteur de risque majeur pour les maladies cardiaques, les accidents vasculaires cérébraux et d'autres problèmes de santé graves. Réduire votre consommation de sel peut jouer un rôle important dans la gestion de votre pression artérielle et dans la prévention de ces conditions.

Une manière efficace de réduire votre consommation de sel est de limiter la consommation d'aliments transformés et préparés, qui sont souvent riches en sodium. Les aliments emballés, les collations salées, les soupes en conserve et les plats préparés sont des sources courantes de sel dans l'alimentation moderne. Ces aliments peuvent également contenir des additifs et des conservateurs qui ne sont pas bénéfiques pour votre santé globale. Optez plutôt pour des aliments frais et non transformés, tels que des légumes, des fruits, des viandes maigres, des poissons et des sources de protéines végétales.

En cuisinant à la maison, vous avez un meilleur contrôle sur la quantité de sel ajoutée à vos repas. Utilisez des herbes fraîches, des épices, de l'ail, de l'oignon et d'autres ingrédients aromatiques pour rehausser la saveur de vos plats sans recourir à une quantité excessive de sel. Vous pouvez également expérimenter avec des alternatives au sel, comme le jus de citron, le vinaigre balsamique, les herbes séchées et les mélanges d'épices.

Il est important de noter que tous les types de sel ne sont pas créés de la même manière. Le sel de mer non raffiné ou le sel rose de l'Himalaya contiennent souvent moins de sodium que le sel de table raffiné. Cependant, même avec ces options, la modération est essentielle.

Réduire votre consommation de sel peut avoir un impact positif sur votre quête de minceur en atténuant la rétention d'eau, en favorisant une pression artérielle optimale et en contribuant à une sensation de légèreté et de bien-être. Adoptez une approche consciente de votre consommation de sel en évitant les aliments transformés, en cuisinant à la maison et en utilisant des herbes et des épices pour rehausser la saveur de vos plats. En prenant des mesures pour réduire votre consommation de sel, vous soutenez votre santé globale et vos objectifs de perte de poids à long terme.

74 - L'impact des émotions sur votre alimentation

L'impact des émotions sur vos habitudes alimentaires est un aspect souvent sous-estimé de la relation entre la nourriture et la santé. Les émotions jouent un rôle crucial dans la manière dont nous mangeons, ce que nous mangeons et quand nous mangeons. Comprendre comment les émotions peuvent influencer vos choix alimentaires est essentiel pour adopter une approche équilibrée en matière d'alimentation et de bien-être.

Les émotions, qu'elles soient positives ou négatives, peuvent avoir un impact significatif sur votre alimentation. Dans certaines situations, les émotions positives peuvent vous conduire à célébrer avec de la nourriture, tandis que les émotions négatives peuvent vous inciter à vous tourner vers des aliments réconfortants pour soulager le stress ou l'anxiété. Ces comportements émotionnels peuvent souvent entraîner une consommation excessive de nourriture et des choix alimentaires moins sains.

La relation entre les émotions et la nourriture est complexe et multifacette. Certains individus peuvent ressentir une perte d'appétit lorsqu'ils sont stressés, tandis que d'autres peuvent avoir une tendance à manger davantage pour faire face à leurs émotions. La nourriture peut agir comme une échappatoire émotionnelle, fournissant un soulagement temporaire mais superficiel aux sentiments inconfortables.

Pour mieux gérer l'impact des émotions sur vos habitudes alimentaires, il est important de cultiver une prise de conscience de vos propres schémas émotionnels. Commencez par observer vos comportements alimentaires en lien avec vos émotions. Tenez un journal alimentaire pour identifier les moments où vous êtes plus enclin à manger en réponse aux émotions. Cela peut vous aider à mieux comprendre les déclencheurs émotionnels de vos choix alimentaires.

Une fois que vous avez identifié vos schémas émotionnels, cherchez des alternatives plus saines pour faire face aux émotions. Au lieu de vous tourner systématiquement vers la nourriture, explorez d'autres stratégies de gestion des émotions, telles que la méditation, la respiration profonde, l'exercice physique, la lecture, l'écriture ou même simplement parler à quelqu'un de vos sentiments. Ces approches alternatives peuvent vous aider à éviter de manger de manière impulsive en réponse aux émotions.

Une autre étape importante est de cultiver une relation positive avec la nourriture. Évitez de diaboliser certains aliments comme "mauvais" ou "interdits". Adoptez plutôt une approche équilibrée en incluant une variété d'aliments nutritifs dans votre alimentation tout en vous permettant de savourer des plaisirs occasionnels sans culpabilité. La nourriture ne devrait pas être utilisée comme un moyen de réconfort, mais plutôt comme une source de carburant et de bien-être pour votre corps.

Les émotions ont un impact significatif sur vos habitudes alimentaires. Comprendre comment les émotions peuvent influencer vos choix alimentaires est essentiel pour adopter une approche équilibrée en matière d'alimentation. Cultivez une prise de conscience de vos schémas émotionnels, cherchez des alternatives saines pour faire face aux émotions et cultivez une relation positive avec la nourriture. En prenant des mesures pour mieux gérer l'impact des émotions sur votre alimentation, vous pouvez soutenir vos objectifs de perte de poids et de bien-être à long terme.

75 - Les collations saines pour le travail

Les collations saines jouent un rôle crucial dans la gestion de votre alimentation tout au long de la journée de travail. En choisissant avec soin les collations que vous consommez pendant vos heures de travail, vous pouvez non seulement maintenir votre énergie et votre concentration, mais aussi contribuer de manière significative à vos objectifs de perte de poids et à votre bien-être général. Voici quelques conseils pour sélectionner des collations saines et adaptées à votre environnement de travail.

Lorsque vous choisissez des collations pour le travail, il est important de privilégier les options qui apportent une valeur nutritionnelle optimale. Optez pour des aliments riches en nutriments tels que les vitamines, les minéraux, les fibres, les protéines et les graisses saines. Une combinaison équilibrée de ces éléments peut vous aider à maintenir une glycémie stable, à éviter les pics et les chutes d'énergie, et à favoriser une sensation de satiété.

Les fruits frais sont l'un des choix les plus simples et les plus sains pour les collations au travail. Ils sont riches en vitamines, en fibres et en antioxydants, offrant une variété d'avantages pour la santé. Des options telles que les pommes, les poires, les baies et les agrumes sont faciles à transporter et à consommer. Accompagnez-les éventuellement d'une source de protéines, comme une poignée de noix ou une cuillerée de beurre d'amande, pour une collation plus rassasiante.

Les légumes coupés en bâtonnets constituent une autre alternative nutritive. Des carottes, des concombres, des poivrons et du céleri sont parfaits pour grignoter au bureau. Accompagnez-les d'une trempette saine, comme du houmous, pour ajouter des protéines et des graisses saines à votre collation.

Les noix et les graines offrent une excellente source de protéines, de fibres et de graisses saines. Une poignée de noix mélangées, comme des amandes, des noix de cajou ou des noisettes, peut vous fournir un regain d'énergie tout en vous maintenant rassasié entre les repas. Optez pour des versions non salées et non sucrées pour maximiser les bienfaits.

Les produits laitiers, tels que le yaourt grec nature ou les petits fromages, sont riches en protéines et en calcium. Ils sont également pratiques à emporter et peuvent être consommés seuls ou avec des fruits frais pour une collation équilibrée.

Les barres énergétiques peuvent également être une option pratique pour les collations au travail, mais choisissez celles qui sont fabriquées à partir d'ingrédients naturels et nutritifs. Assurez-vous de vérifier la liste des ingrédients pour éviter les sucres ajoutés et les additifs artificiels.

Cependant, il est important de rester conscient de la taille des portions lorsque vous choisissez des collations. Même les options saines peuvent devenir caloriques si vous en consommez trop. Préparez vos collations à l'avance, mesurez les portions si nécessaire et évitez de manger directement à partir du paquet, ce qui peut entraîner une consommation excessive.

Les collations saines au travail sont essentielles pour maintenir votre niveau d'énergie, améliorer votre concentration et soutenir vos objectifs de perte de poids. En adoptant une approche réfléchie pour choisir des options riches en nutriments, vous pouvez créer une routine alimentaire équilibrée qui favorise votre bien-être tout au long de la journée de travail.

76 - La perte de poids et la santé mentale

La perte de poids ne se limite pas à une transformation physique visible. Elle a un impact profond et complexe sur la santé mentale et émotionnelle, et il est essentiel de reconnaître et d'intégrer cette dimension dans votre parcours. Comprendre les liens entre la perte de poids et la santé mentale peut vous aider à adopter une approche équilibrée et durable.

Lorsque vous commencez votre voyage de perte de poids, les changements ne se produisent pas uniquement sur la balance. Les progrès tangibles, comme le fait de porter des vêtements plus ajustés ou de ressentir une énergie accrue, peuvent renforcer votre confiance en vous et votre estime personnelle. Cependant, il est important de reconnaître que ce processus peut également déclencher des émotions complexes.

Les attentes irréalistes, les pressions sociales et les régimes restrictifs peuvent engendrer du stress et de l'anxiété. Lorsque la perte de poids devient une quête obsédante pour atteindre un idéal irréel, cela peut impacter négativement votre bien-être mental. De plus, les fluctuations naturelles de poids qui se produisent lors de la perte de poids peuvent parfois sembler déroutantes.

Pour gérer la dimension mentale de manière constructive, il est important de prendre en compte les éléments suivants :

- Objectifs réalistes : Il est crucial de se fixer des objectifs de perte de poids qui sont réalisables et progressifs. Au lieu de viser des transformations spectaculaires en un court laps de temps, concentrez-vous sur des étapes atteignables. Célébrer chaque victoire, même la plus petite, renforce votre confiance et votre motivation.

- Acceptation de soi : La perte de poids ne devrait pas être une quête visant à changer fondamentalement qui vous êtes. Apprendre à vous aimer et à vous accepter tel que vous êtes dès le début de votre parcours est essentiel. Vous méritez le respect et l'amour, indépendamment de votre poids.

- Écoute de votre corps : La notion d'écouter votre corps est cruciale dans la gestion de votre alimentation. Plutôt que de suivre des régimes restrictifs à la lettre, apprenez à identifier les signaux de faim et de satiété que votre corps vous envoie. Manger en fonction de ces signaux naturels favorise une relation plus saine avec la nourriture.

- Plaisir dans l'exercice : L'exercice physique régulier est un moyen éprouvé de soutenir votre santé mentale. Les endorphines libérées pendant l'exercice contribuent à réduire le stress et à améliorer votre humeur. Cependant, choisir une activité physique que vous appréciez est crucial pour maintenir votre engagement à long terme.

- Soutien social : Le soutien émotionnel de vos amis, de votre famille et de vos pairs peut faire toute la différence. Partager vos objectifs et vos progrès avec ceux qui vous entourent peut vous apporter du réconfort, des encouragements et un sentiment d'appartenance.

- Bien-être mental : Prendre soin de votre santé mentale est essentiel tout au long de votre parcours de perte de poids. La méditation, la relaxation, la lecture et d'autres activités qui apaisent votre esprit peuvent vous aider à gérer le stress et à renforcer votre résilience émotionnelle.

En abordant la perte de poids avec une perspective holistique, vous pouvez intégrer ces éléments dans votre parcours. Au-delà des chiffres sur la balance, votre santé mentale et émotionnelle mérite une attention constante.

Chaque étape de votre parcours, qu'il s'agisse de succès ou de défis, contribue à la personne que vous êtes en train de devenir. Une approche bienveillante envers vous-même, associée à une prise de conscience de ces aspects mentaux, peut vous aider à réaliser des transformations positives durables.

La perte de poids est une expérience individuelle, et il n'y a pas de formule universelle qui fonctionne pour tout le monde. En intégrant la santé mentale dans votre démarche, vous pouvez créer un équilibre qui favorise non seulement la transformation physique, mais aussi un bien-être mental durable et épanouissant. Il est important de se rappeler que vous êtes bien plus qu'un chiffre sur une balance, et que votre valeur ne dépend pas de votre poids. Chaque étape du parcours, avec ses hauts et ses bas, contribue à la personne exceptionnelle que vous êtes en train de devenir.

77 - Les avantages du yoga pour la perte de poids

La pratique du yoga offre bien plus que des poses et des étirements. Elle peut également jouer un rôle significatif dans votre parcours de perte de poids, en agissant sur plusieurs niveaux de votre bien-être. Découvrez en détail les avantages du yoga pour la perte de poids et comment il peut soutenir votre quête de manière holistique.

Renforcement de la conscience corporelle

Le yoga vous invite à être pleinement présent dans votre corps. En prenant conscience de chaque mouvement, de chaque respiration, vous développez une connexion profonde avec votre corps. Cette conscience accrue vous amène à être plus attentif à vos choix alimentaires et à vos signaux de faim et de satiété.

Gestion du stress

Le yoga est souvent associé à la relaxation et à la gestion du stress. Les postures, la respiration et la méditation pratiquées dans le yoga aident à réduire les niveaux de cortisol, l'hormone du stress. Des niveaux élevés de cortisol peuvent contribuer à la prise de poids en encourageant le stockage des graisses, surtout autour de la région abdominale.

Contrôle de l'appétit émotionnel

Les émotions peuvent jouer un rôle majeur dans nos choix alimentaires. Le yoga favorise une meilleure gestion des émotions en encourageant la pleine conscience et la détente. En apprenant à faire face au stress et aux émotions sans recourir à la nourriture, vous évitez les grignotages impulsifs qui peuvent compromettre vos efforts de perte de poids.

Amélioration de la digestion

Certaines postures de yoga ciblent spécifiquement les organes digestifs, ce qui peut favoriser une digestion plus efficace. Une digestion optimale est essentielle pour l'absorption des nutriments et l'élimination des toxines, contribuant ainsi à un métabolisme sain.

Stimulation du métabolisme

Bien que le yoga ne soit pas un exercice aussi intense que l'entraînement cardiovasculaire, certaines séquences de yoga plus dynamiques peuvent augmenter le rythme cardiaque et stimuler le métabolisme. Cette stimulation peut contribuer à brûler des calories et à soutenir votre perte de poids.

Renforcement musculaire

De nombreuses postures de yoga sollicitent différents groupes musculaires. En pratiquant régulièrement, vous pouvez renforcer et tonifier vos muscles, ce qui non seulement améliore votre force physique, mais peut également favoriser la combustion des calories, même au repos.

Amélioration de la flexibilité

Le yoga encourage l'assouplissement et l'allongement des muscles. Une meilleure flexibilité peut améliorer votre mobilité et faciliter d'autres formes d'exercice, vous permettant ainsi de diversifier vos entraînements et de maintenir votre motivation.

Focus mental

La concentration nécessaire pour maintenir les postures de yoga renforce votre concentration et votre clarté mentale.

Cela peut se refléter dans vos choix alimentaires et dans votre engagement à adopter un mode de vie sain.

L'essence même du yoga réside dans l'intégration du corps et de l'esprit. Cette approche holistique de la santé s'aligne parfaitement avec vos objectifs de perte de poids. Alors que vous travaillez sur votre transformation physique, le yoga vous offre un espace pour cultiver la conscience de soi, la gestion du stress et une relation positive avec votre corps. Il est important de se rappeler que chaque personne est unique, donc explorez différentes pratiques de yoga pour trouver celles qui résonnent le mieux avec vous et qui soutiennent votre parcours de perte de poids de manière épanouissante.

78 - Adapter votre régime en fonction de votre niveau d'activité

Adapter votre régime en fonction de votre niveau d'activité physique est une étape cruciale pour atteindre vos objectifs de perte de poids de manière efficace et durable. Votre alimentation joue un rôle fondamental dans la fourniture d'énergie, la récupération et la performance pendant l'exercice.

Votre corps a besoin de carburant pour fonctionner, et c'est encore plus vrai lorsque vous êtes actif. Les glucides sont une source d'énergie essentielle, surtout avant l'exercice. Optez pour des glucides complexes comme les céréales complètes, les légumes et les fruits, car ils libèrent de l'énergie de manière progressive, vous maintenant alerte et énergique pendant votre séance d'entraînement.

Manger quelque chose de nutritif avant l'exercice peut améliorer vos performances et éviter les baisses d'énergie. Optez pour un en-cas léger contenant des glucides et une petite quantité de protéines. Par exemple, une banane avec une cuillerée de beurre d'amande peut fournir l'énergie nécessaire pour une séance d'entraînement productive.

La fenêtre après l'exercice est cruciale pour la récupération musculaire et la régénération. Optez pour un repas ou une collation post-entraînement qui contient des protéines pour la réparation musculaire et des glucides pour reconstituer les réserves d'énergie. Un smoothie à base de protéines, de fruits et de légumes peut être une excellente option.

Une hydratation adéquate est essentielle pour maintenir les performances et la récupération. Buvez de l'eau avant, pendant et après l'exercice pour éviter la déshydratation. Si vous faites des séances d'entraînement intenses ou prolongées, envisagez de boire une boisson pour sportifs contenant des électrolytes pour rétablir l'équilibre.

Lorsque vous augmentez votre niveau d'activité, vos besoins caloriques augmentent également. Cependant, il est important de ne pas surcompenser en mangeant excessivement. Écoutez votre corps et ajustez votre apport en fonction de votre appétit et de vos besoins énergétiques réels. Utilisez des outils comme les applications de suivi alimentaire pour avoir une idée de votre consommation quotidienne.

Les protéines, les glucides et les graisses sont les macronutriments essentiels qui composent votre alimentation. Lorsque vous êtes actif, il est important d'obtenir un équilibre approprié de ces macronutriments. Les protéines favorisent la réparation musculaire, les glucides fournissent de l'énergie et les graisses saines soutiennent la santé globale. Choisissez des sources de protéines maigres, des glucides complexes et des graisses insaturées.

Si vous avez des séances d'entraînement fréquentes ou intenses, il peut être utile d'ajouter des collations nutritives à votre routine. Optez pour des options riches en protéines et en glucides, comme des amandes et des fruits, pour maintenir votre énergie et favoriser la récupération.

Si vous avez des objectifs spécifiques en matière de perte de poids ou de performance, il peut être utile de consulter un professionnel de la santé ou un nutritionniste. Ils peuvent évaluer vos besoins individuels, vous fournir des recommandations personnalisées et surveiller votre progression.

Adapter votre régime en fonction de votre niveau d'activité physique est essentiel pour optimiser vos résultats de perte de poids et soutenir votre santé globale. Écoutez votre corps, choisissez des aliments nutritifs et équilibrés, hydratez-vous correctement et prenez en compte vos besoins individuels. En combinant une alimentation appropriée avec un entraînement régulier, vous créez les bases d'un mode de vie actif et sain qui vous aidera à atteindre vos objectifs de perte de poids et à maintenir une bonne santé à long terme.

79 - Les récompenses autres que la nourriture

Lorsque vous travaillez sur votre perte de poids, il est important de considérer les récompenses qui ne sont pas liées à la nourriture. Souvent, nous associons les réussites à des plaisirs culinaires, ce qui peut compromettre nos efforts et nos objectifs.

Célébrer les petites victoires

Au lieu d'associer chaque réussite à un festin calorique, prenez l'habitude de célébrer les petites victoires d'une manière qui vous nourrit mentalement et émotionnellement. Cela pourrait être un moment de détente avec un bon livre, un bain relaxant, une sortie cinéma ou un passe-temps que vous appréciez.

Investir dans votre bien-être

Utilisez vos succès comme une opportunité pour investir dans votre bien-être. Peut-être que vous pouvez vous offrir un massage thérapeutique, un cours de yoga spécial ou une séance avec un coach personnel. Ces expériences renforcent votre sentiment d'accomplissement et vous aident à vous sentir bien dans votre peau.

Créer une liste de souhaits

Élaborez une liste d'articles ou d'expériences que vous aimeriez avoir une fois que vous atteindrez certains jalons de votre parcours de perte de poids. Cela pourrait inclure des vêtements que vous admirez, des activités que vous avez toujours voulu essayer, ou même des voyages que vous rêvez de faire. Cette liste devient une source d'inspiration pour maintenir votre motivation.

Enrichir vos connaissances

Les récompenses intellectuelles sont tout aussi gratifiantes. Envisagez de vous offrir des livres, des cours en ligne ou des ateliers qui élargissent vos connaissances et développent vos compétences. Stimuler votre esprit tout en travaillant sur votre corps peut renforcer votre confiance en vous et votre estime personnelle.

Soutenir une cause

Faites de votre succès une opportunité pour soutenir une cause qui vous tient à cœur. Faire un don à une organisation caritative ou consacrer du temps bénévole peut donner un sens plus profond à vos accomplissements et renforcer votre engagement envers votre bien-être.

Expériences sociales

Passez du temps de qualité avec vos amis et votre famille en organisant des activités sociales qui ne tournent pas autour de la nourriture. Un pique-nique, une randonnée, une journée à la plage ou une sortie au musée sont des exemples d'activités qui nourrissent vos relations et votre bonheur.

Prendre soin de vous

Priorisez l'auto-soin en intégrant des pratiques qui vous revitalisent. Cela peut être la méditation, la journalisation, la pratique du yoga, la marche dans la nature ou simplement prendre un moment pour vous détendre avec une tasse de thé. Ces moments de tranquillité renforcent votre bien-être émotionnel.

Éviter la culpabilité

Il est important de se rappeler que récompenser soi-même n'est pas une indulgence, mais une partie essentielle de votre parcours. Les récompenses positives renforcent vos habitudes saines et maintiennent votre motivation à long terme. Évitez de vous sentir coupable de vous faire plaisir autrement qu'avec de la nourriture.

En adoptant une approche plus diversifiée des récompenses, vous renforcez votre engagement envers votre objectif de perte de poids tout en cultivant un bien-être global. Ces récompenses alternatives nourrissent votre corps, votre esprit et vos émotions d'une manière équilibrée et durable. Souvenez-vous que chaque étape de votre parcours mérite d'être célébrée, et que les récompenses autres que la nourriture sont un moyen puissant de vous soutenir dans cette quête.

80 - Gérer les excès occasionnels

Gérer les excès occasionnels dans votre parcours de perte de poids est une compétence essentielle pour maintenir une relation saine avec la nourriture tout en atteignant vos objectifs. Les moments où vous sortez de votre routine alimentaire ne doivent pas être perçus comme des échecs, mais plutôt comme des opportunités d'apprendre, d'ajuster et de renforcer votre discipline.

Éviter la culpabilité

La première étape pour gérer les excès est d'éviter la culpabilité. Les excès occasionnels font partie de la vie, et il est important de ne pas vous punir mentalement pour les avoir vécus. La culpabilité peut déclencher un cycle de comportements restrictifs et malsains. Acceptez que vous avez cédé à une envie et reconnaissez que cela n'affecte pas vos progrès à long terme.

Retour à la normalité

Après un excès, revenez à votre routine alimentaire habituelle dès que possible. Ne tombez pas dans le piège de penser que vous avez déjà "gâché" votre journée ou votre semaine, donc vous pourriez aussi bien continuer à manger de façon excessive. Rétablissez votre équilibre alimentaire en choisissant des repas nutritifs et équilibrés.

Pratiquez la pleine conscience

Les excès surviennent souvent lorsque nous ne sommes pas conscients de ce que nous mangeons. Pratiquer la pleine conscience signifie être présent dans l'instant et manger en toute conscience. Cela vous aide à savourer chaque bouchée, à reconnaître les signaux de satiété et à éviter de manger plus que nécessaire.

Choisissez vos occasions

Si vous savez qu'une occasion spéciale approche, planifiez à l'avance comment vous allez gérer votre alimentation. Si vous prévoyez de manger davantage lors d'un événement, assurez-vous de maintenir une alimentation équilibrée les jours précédents et suivants pour compenser.

Soyez attentif aux signaux de faim et de satiété

Écoutez votre corps pour identifier les signaux de faim et de satiété. Mangez lentement et arrêtez-vous lorsque vous commencez à vous sentir rassasié. Ne mangez pas uniquement parce que la nourriture est disponible ou parce que les autres mangent.

Rester actif

Après un excès, faites de l'activité physique pour rétablir l'équilibre. Une promenade, une séance d'entraînement légère ou même une séance de yoga peuvent vous aider à vous sentir mieux physiquement et mentalement.

Apprenez de l'expérience

Chaque excès occasionnel peut être une opportunité d'apprendre. Réfléchissez à ce qui a déclenché cet excès et comment vous pourriez mieux gérer ces situations à l'avenir. Peut-être avez-vous trop faim avant le repas, ou peut-être avez-vous été influencé par un état émotionnel.

Pratiquez la modération

La modération est la clé pour gérer les excès. Si vous avez une envie, permettez-vous de savourer une petite portion plutôt que de vous laisser aller à un excès complet. Lorsque vous contrôlez les portions, vous pouvez encore apprécier les aliments que vous aimez sans compromettre vos objectifs.

Évitez les régimes restrictifs

Les régimes extrêmement restrictifs sont plus susceptibles de conduire à des excès. Lorsque vous vous privez constamment d'aliments que vous aimez, vous pouvez finir par céder à des fringales incontrôlables. Optez pour un régime équilibré et durable qui vous permet d'inclure une variété d'aliments.

Faites preuve de compassion envers vous-même

La clé pour gérer les excès occasionnels est de vous traiter avec compassion. Au lieu de vous critiquer ou de vous décourager, pardonnez-vous et concentrez-vous sur la manière dont vous pouvez vous rétablir et continuer à progresser.

Gérer les excès occasionnels avec sagesse et bienveillance est essentiel pour maintenir votre motivation et votre engagement envers votre parcours de perte de poids. Apprenez de chaque expérience, pratiquez la pleine conscience, choisissez des récompenses non alimentaires et concentrez-vous sur une alimentation équilibrée et modérée. En intégrant ces stratégies dans votre mode de vie, vous pouvez surmonter les excès occasionnels et avancer vers vos objectifs de manière positive et durable.

81 - La perte de poids et la gestion des crises

La perte de poids peut être une aventure complexe et parfois imprévisible. Au cours de ce voyage, il peut arriver que vous rencontriez des moments de crise, où vos efforts et votre détermination sont mis à l'épreuve. Ces moments peuvent être déclenchés par divers facteurs tels que le stress, les émotions intenses, les imprévus ou les changements dans votre routine. Il est essentiel de développer des stratégies pour gérer efficacement ces crises et éviter qu'elles ne vous éloignent de vos objectifs de perte de poids.

Reconnaître les déclencheurs

La première étape pour gérer les crises est de reconnaître les déclencheurs qui les provoquent. Il peut s'agir de situations stressantes, d'émotions négatives telles que l'anxiété ou la tristesse, ou même de moments où vous vous sentez dépassé par les événements. En identifiant ces déclencheurs, vous pouvez anticiper et préparer des stratégies pour y faire face.

Éviter les réactions impulsives

Lorsque vous faites face à une crise, il est courant de réagir de manière impulsive en tournant instinctivement vers la nourriture réconfortante. Cependant, cela peut entraîner une consommation excessive de calories et un sentiment de culpabilité par la suite. Avant de céder à une réaction impulsive, prenez quelques instants pour respirer profondément et évaluer si manger est la meilleure solution à long terme.

Adopter la pleine conscience

La pleine conscience joue un rôle crucial dans la gestion des crises. Elle vous aide à être conscient de vos émotions et de vos comportements alimentaires, ce qui vous permet de prendre des décisions plus réfléchies. Lorsque vous ressentez une envie soudaine de manger en réponse à une crise, prenez un moment pour évaluer si votre faim est physique ou émotionnelle.

Trouver des alternatives non alimentaires

Apprenez à trouver des alternatives non alimentaires pour faire face aux crises. Prenez une pause pour méditer, faire quelques étirements, écrire dans un journal, appeler un ami ou pratiquer une activité relaxante que vous aimez. Ces alternatives vous aident à gérer vos émotions sans recourir à la nourriture.

Planifier des stratégies d'urgence

Anticipez les crises en élaborant des stratégies d'urgence à l'avance. Identifiez des activités, des exercices ou des rituels apaisants que vous pouvez mettre en œuvre lorsque vous sentez que vous êtes sur le point de perdre le contrôle. Avoir un plan en place vous permet de prendre des mesures positives au lieu de céder à des comportements impulsifs.

Pratiquer l'auto-compassion

Soyez indulgent envers vous-même lorsque vous traversez des moments de crise. Au lieu de vous critiquer pour avoir cédé à des envies ou des émotions, rappelez-vous que tout le monde fait face à des défis similaires. Traitez-vous avec la même bienveillance que vous le feriez avec un ami dans une situation similaire.

Apprendre de chaque crise

Chaque crise peut être une occasion d'apprendre et de grandir. Après avoir géré une crise, prenez le temps de réfléchir à ce qui s'est passé, aux choix que vous avez faits et à la manière dont vous pourriez mieux faire face à des situations similaires à l'avenir. Chaque expérience est une opportunité d'améliorer vos compétences en gestion des crises.

Maintenir la perspective à long terme

Lorsque vous êtes en proie à une crise, il est facile de se concentrer sur l'instant présent et de perdre de vue vos objectifs à long terme. Rappelez-vous que chaque crise est une petite partie de votre voyage de perte de poids. Gardez en tête votre vision à long terme et visualisez les résultats que vous souhaitez atteindre.

Gérer les crises dans votre parcours de perte de poids nécessite une approche proactive et consciente. En reconnaissant les déclencheurs, en adoptant des alternatives non alimentaires et en pratiquant la pleine conscience, vous pouvez éviter les réactions impulsives et prendre des décisions éclairées pour votre bien-être. Apprenez de chaque crise, soyez indulgent envers vous-même et maintenez toujours votre perspective à long terme. Avec une stratégie solide en place, vous pouvez gérer les crises avec confiance et rester fidèle à vos objectifs de perte de poids.

82 - L'importance de la consistance dans votre routine

La consistance joue un rôle crucial dans la poursuite de vos objectifs de perte de poids. Elle crée un environnement propice à des changements durables et à des résultats positifs à long terme. Lorsqu'il s'agit de perdre du poids et de maintenir une forme physique optimale, la clé réside dans la mise en place d'une routine cohérente et équilibrée qui englobe divers aspects de votre vie quotidienne.

Stabilité métabolique

La consistance dans vos habitudes alimentaires et votre activité physique aide à maintenir une stabilité métabolique. Votre corps s'adapte aux signaux que vous lui envoyez de manière régulière. Une alimentation équilibrée et des séances d'entraînement régulières contribuent à équilibrer vos niveaux d'insuline et d'autres hormones qui influencent le métabolisme et la gestion du poids.

Renforcement des habitudes positives

Les habitudes sont forgées par la répétition et la consistance. En adoptant des comportements positifs liés à l'alimentation et à l'exercice, vous renforcez progressivement ces habitudes dans votre vie quotidienne. Avec le temps, elles deviennent naturelles et ancrées dans votre routine, ce qui facilite leur maintien sur le long terme.

Stabilité émotionnelle

Une routine cohérente peut contribuer à la stabilité émotionnelle. Lorsque vous savez à quoi vous attendre dans votre journée en termes de repas et d'activité physique, cela peut réduire le stress et l'anxiété liés à la prise de décisions constantes. Une routine bien établie peut également servir de pilier de soutien en périodes de stress.

Évitement des extrêmes

La consistance permet d'éviter les cycles de restriction excessive suivis de périodes d'excès. Lorsque vous suivez un régime yo-yo, votre corps peut avoir du mal à s'adapter aux changements drastiques, ce qui peut perturber le métabolisme et rendre la perte de poids plus difficile à long terme. Une approche constante et équilibrée évite ces extrêmes.

Renforcement de la confiance en soi

Chaque fois que vous respectez votre routine et atteignez vos objectifs, vous renforcez votre confiance en vos capacités. L'accomplissement régulier de petites victoires renforce le sentiment que vous pouvez maintenir ces changements sur le long terme, ce qui stimule votre détermination et votre motivation.

Adaptabilité et flexibilité

La consistance n'exclut pas la flexibilité. Elle peut être adaptée en fonction de vos besoins et de votre évolution. Par exemple, si vous avez une journée chargée, vous pouvez planifier des repas rapides mais sains. La consistance réside dans la flexibilité intelligente pour vous permettre de maintenir vos habitudes même face à des imprévus.

Influence sur le sommeil et l'énergie

Une routine régulière peut également influencer positivement votre sommeil et votre niveau d'énergie. Le maintien d'heures de coucher et de lever cohérentes favorise un rythme circadien stable, ce qui a un impact sur la qualité du sommeil. De plus, une alimentation équilibrée et des séances d'entraînement régulières peuvent améliorer vos niveaux d'énergie.

Résistance aux tentations

Une routine cohérente renforce votre capacité à résister aux tentations. Vous êtes moins susceptible d'être influencé par des choix impulsifs si vous avez déjà établi une routine équilibrée. Cela vous permet de prendre des décisions alimentaires basées sur vos objectifs à long terme plutôt que sur des envies passagères.

Réalisation des objectifs à long terme

La consistance est essentielle pour réaliser vos objectifs de perte de poids à long terme. Elle garantit que vous restez engagé et que vous avancez constamment vers vos objectifs. Plutôt que de rechercher des résultats immédiats, concentrez-vous sur la construction de fondations solides grâce à une routine cohérente.

La consistance est la clé pour transformer vos objectifs de perte de poids en réalité durable. Elle crée des habitudes positives, renforce la confiance en vous, atténue le stress et permet une gestion efficace des challenges. En développant et en maintenant une routine cohérente, vous établissez les bases pour un changement positif à long terme et une meilleure santé globale.

83 - Les conseils pour lire votre corps et ses signaux de faim

Lire les signaux de faim de votre corps est une compétence essentielle pour une alimentation équilibrée et une gestion efficace de votre poids. Souvent, dans notre monde moderne, nous sommes bombardés de stimuli et de signaux contradictoires concernant la nourriture, ce qui peut rendre difficile de distinguer la vraie faim des envies émotionnelles. Apprendre à écouter et à comprendre les signaux que votre corps vous envoie peut vous aider à prendre des décisions alimentaires plus éclairées et à maintenir un poids santé de manière durable.

La faim physique est un signal biologique que votre corps vous envoie pour vous indiquer qu'il a besoin de nourriture pour maintenir ses fonctions. Elle peut se manifester par des sensations telles qu'un léger grondement d'estomac, des étourdissements, une baisse d'énergie ou une sensation de vide dans l'estomac. Apprenez à reconnaître ces signaux et à répondre à la faim physique de manière appropriée en choisissant des aliments nourrissants.

Contrairement à la faim physique, la faim émotionnelle est souvent liée à des émotions et à des sentiments plutôt qu'à un besoin biologique de nourriture. Elle peut être déclenchée par le stress, l'ennui, la tristesse ou l'anxiété. Prenez conscience de vos émotions lorsque vous ressentez l'envie de manger et demandez-vous si la faim est réellement présente.

Apprendre à reconnaître le moment où vous êtes rassasié est tout aussi important que reconnaître la faim. Écoutez les signaux de votre corps qui vous indiquent que vous avez assez mangé, comme la sensation de plénitude dans l'estomac, la diminution de l'intérêt pour la nourriture et un sentiment général de satisfaction. Mangez lentement pour permettre à ces signaux de se manifester.

Prendre conscience de votre relation avec les aliments peut vous aider à mieux comprendre vos signaux de faim. Par exemple, si vous avez tendance à manger par ennui ou par habitude plutôt que par faim, il est important de travailler sur ces comportements. Identifiez les déclencheurs émotionnels qui vous poussent à manger sans faim et trouvez des stratégies pour y faire face de manière constructive.

L'écoute attentive de votre corps nécessite d'être présent et conscient pendant les repas. Éliminez les distractions, comme les écrans, et concentrez-vous sur les sensations que vous ressentez en mangeant. Prenez le temps de savourer chaque bouchée, de remarquer les textures et les saveurs, et d'écouter les signaux de votre corps concernant la satiété.

Chaque individu a des besoins et des signaux de faim différents. Apprenez à connaître votre propre corps et les signaux qu'il vous envoie. Certaines personnes ressentent la faim plus rapidement que d'autres, et cela peut être influencé par des facteurs tels que le métabolisme, le niveau d'activité physique et les habitudes alimentaires passées.

Apprendre à lire vos signaux de faim demande de la patience et de la pratique. Soyez bienveillant envers vous-même si vous faites des erreurs ou si vous avez du mal à distinguer la vraie faim des envies. Plus vous vous exercez à écouter votre corps, plus cette compétence deviendra naturelle.

Lorsque vous apprenez à lire vos signaux de faim, vous êtes mieux équipé pour prendre des décisions alimentaires éclairées. Vous êtes plus susceptible de choisir des aliments nutritifs lorsque vous avez réellement faim, et vous éviterez les excès inutiles lorsque vous êtes déjà rassasié.

La lecture des signaux de faim est un élément clé pour développer une relation équilibrée avec la nourriture. Elle vous permet de manger de manière intuitive et en harmonie avec vos besoins physiques réels, plutôt que de vous laisser guider par des influences extérieures.

Lire les signaux de faim de votre corps est une compétence précieuse pour une alimentation consciente et une gestion réussie de votre poids. En apprenant à écouter et à répondre aux besoins de votre corps, vous pouvez créer une relation plus saine avec la nourriture et maintenir un équilibre qui favorise une meilleure santé globale.

84 - La perte de poids et les allergies alimentaires

La conjonction entre la perte de poids et les allergies alimentaires peut être complexe, mais en adoptant une approche réfléchie, vous pouvez parfaitement naviguer entre ces deux objectifs. Les allergies alimentaires se manifestent lorsque votre système immunitaire réagit de manière excessive à certaines protéines présentes dans les aliments, déclenchant une gamme de symptômes allant des éruptions cutanées aux troubles gastro-intestinaux et respiratoires plus graves. Gérer ces allergies tout en poursuivant vos objectifs de perte de poids nécessite une attention particulière à votre alimentation et à vos choix alimentaires.

La première étape cruciale consiste à identifier avec précision les allergènes alimentaires qui vous affectent. Il est conseillé de travailler en étroite collaboration avec un professionnel de la santé, tel qu'un allergologue ou un nutritionniste, pour déterminer les allergènes spécifiques auxquels vous êtes sensible. Cette connaissance vous permettra d'éviter ces allergènes tout en créant un plan alimentaire qui favorise la perte de poids de manière sûre.

La planification des repas devient une priorité lorsque vous avez des allergies alimentaires. Optez pour des repas équilibrés qui intègrent des aliments sûrs pour vous. La lecture minutieuse des étiquettes alimentaires est essentielle lorsque vous faites vos courses, car les allergènes courants sont généralement répertoriés sur ces étiquettes.

La cuisine à domicile devient une option attrayante pour contrôler les ingrédients que vous consommez. Explorez de nouvelles recettes et découvrez des alternatives sans allergènes pour maintenir une alimentation variée et agréable. Cependant, il est important de se méfier des régimes restrictifs qui excluent des groupes entiers d'aliments, car cela pourrait vous priver de nutriments essentiels nécessaires à la perte de poids et à votre santé globale.

L'équilibre nutritionnel est crucial lorsque vous poursuivez la perte de poids tout en gérant des allergies. Assurez-vous d'inclure une variété d'aliments qui répondent à vos besoins nutritionnels, tout en évitant vos allergènes. Les professionnels de la santé spécialisés dans les allergies alimentaires peuvent vous aider à élaborer des plans alimentaires équilibrés qui prennent en compte vos restrictions.

En outre, écouter attentivement votre corps et ses signaux de faim et de satiété est essentiel. Mangez lentement, soyez attentif à vos sensations et évitez de manger en réponse à des émotions. Tenir un journal alimentaire peut vous aider à suivre vos choix alimentaires, vos symptômes et vos éventuelles réactions allergiques.

Enfin, gérez efficacement le stress, car il peut avoir un impact sur vos allergies alimentaires et vos choix alimentaires en général. Des techniques telles que la méditation, la respiration profonde et le yoga peuvent vous aider à maintenir un équilibre émotionnel et à minimiser les réactions allergiques.

La gestion réussie des allergies alimentaires tout en poursuivant la perte de poids nécessite une planification minutieuse, une éducation adéquate et, si nécessaire, le soutien de professionnels de la santé. En adoptant une approche proactive et en faisant des choix alimentaires adaptés, vous pouvez atteindre vos objectifs de perte de poids tout en prenant soin de votre santé globale malgré vos allergies alimentaires.

85 - Les collations équilibrées pour les enfants

Lorsque l'on considère les collations équilibrées pour les enfants, il est crucial de reconnaître l'impact significatif que ces petites bouchées peuvent avoir sur leur santé globale, leur croissance et leur bien-être émotionnel. Les enfants sont en constante évolution, physiquement et mentalement, ce qui signifie que leurs besoins nutritionnels doivent être soutenus de manière appropriée. Opter pour des collations équilibrées peut non seulement satisfaire leur appétit, mais aussi favoriser leur développement cognitif, leur énergie et leur système immunitaire.

Les collations équilibrées pour les enfants devraient être conçues pour fournir une combinaison de nutriments essentiels qui répondent à leurs besoins spécifiques. Les glucides, en tant que principale source d'énergie, jouent un rôle crucial dans leur routine quotidienne. Les glucides complexes provenant de sources telles que les fruits, les légumes et les grains entiers sont des choix judicieux car ils fournissent de l'énergie durable et sont riches en fibres pour une digestion saine.

Les protéines sont essentielles pour la croissance musculaire, la réparation des tissus et la régulation de l'appétit. L'intégration de protéines dans les collations peut aider les enfants à se sentir rassasiés plus longtemps, ce qui peut éviter les fringales incontrôlées entre les repas. Parmi les options riches en protéines figurent le yaourt grec, les œufs, les tranches de dinde maigre et les fromages à faible teneur en gras.

Les graisses saines, bien que souvent diabolisées, sont en réalité cruciales pour le développement cérébral des enfants. Les acides gras oméga-3 présents dans les noix, les graines et les avocats favorisent une fonction cérébrale optimale et soutiennent le développement du système nerveux. En incorporant ces sources de graisses saines dans leurs collations, vous contribuez à leur bien-être global.

En planifiant les portions des collations, gardez à l'esprit que les enfants ont des besoins nutritionnels spécifiques en fonction de leur âge, de leur niveau d'activité et de leur métabolisme. L'équilibre est la clé. Évitez de trop les remplir pour ne pas compromettre leur appétit pour les repas principaux.

Lorsque vous envisagez des collations équilibrées pour les enfants, misez sur la variété et la couleur. Les légumes coupés en bâtonnets avec une trempette, les fruits frais et secs, les mini-sandwichs aux ingrédients nutritifs et les smoothies sont autant d'options attractives et délicieuses. Cette diversité les exposera à une gamme de nutriments et de saveurs, contribuant ainsi à développer leur palais et leurs habitudes alimentaires.

Engager les enfants dans le processus de sélection et de préparation des collations peut être une expérience éducative et amusante. Laissez-les choisir parmi des options saines pour qu'ils se sentent responsables de leurs choix alimentaires. Cela peut également être une occasion d'apprentissage sur la nutrition et la valeur des aliments.

Les collations équilibrées pour les enfants jouent un rôle vital dans leur croissance et leur bien-être global. En offrant une combinaison soigneusement sélectionnée de glucides, de protéines et de graisses saines, tout en favorisant la variété et l'implication des enfants dans leurs choix alimentaires, vous contribuez à leur développement physique, cognitif et émotionnel. Une approche équilibrée en matière de collations peut jeter les bases d'une alimentation saine et durable tout au long de leur vie.

86 - Les astuces pour rester actif au bureau

Rester actif au bureau peut être un défi, surtout lorsque les exigences du travail vous maintiennent assis pendant de longues périodes. Cependant, adopter des astuces simples et efficaces peut vous permettre de maintenir votre niveau d'activité physique tout au long de la journée, contribuant ainsi à votre bien-être général et à votre productivité.

Profitez de chaque pause pour vous étirer, vous lever et marcher. Qu'il s'agisse d'une courte promenade dans le bureau ou d'étirements près de votre poste de travail, ces pauses actives peuvent réduire la tension musculaire et stimuler votre circulation sanguine.

Si vos appels téléphoniques ne nécessitent pas de prise de notes, profitez-en pour vous promener dans la pièce. Cela vous permettra de bouger tout en participant à des discussions professionnelles.

Si possible, utilisez un bureau debout ou ajustable en hauteur. Alterner entre positions assises et debout peut réduire la pression sur votre dos et encourager une meilleure posture.

Optez pour les escaliers plutôt que l'ascenseur lorsque vous montez ou descendez quelques étages. Cela peut être un excellent moyen de stimuler votre rythme cardiaque et de renforcer vos muscles.

Intégrez des étirements légers dans votre routine au bureau. Des étirements simples pour le cou, les épaules, le dos et les jambes peuvent aider à prévenir la raideur et les douleurs.

Pratiquez discrètement des exercices de renforcement musculaire tout en restant assis. Par exemple, contractez et relâchez vos muscles abdominaux ou effectuez des élévations de jambes.

Si vous n'avez pas de bureau debout, utilisez une pile de livres ou une caisse solide pour créer une surface de travail temporaire où vous pouvez travailler en position debout pendant quelques instants.

Boire suffisamment d'eau signifie que vous devrez vous lever pour aller remplir votre verre et utiliser les toilettes. Cela peut vous encourager à bouger plus fréquemment.

Pratiquez des postures de yoga simples et discrètes à votre bureau pour stimuler la flexibilité, soulager la tension et améliorer la posture.

Réservez quelques minutes chaque heure pour effectuer une courte séance d'exercices. Des squats, des fentes, des pompes murales et d'autres mouvements peuvent contribuer à maintenir votre niveau d'énergie et à stimuler votre métabolisme.

Profitez de votre pause déjeuner pour faire une courte promenade à l'extérieur, si possible. L'air frais et la marche vous revigoreront pour l'après-midi.

Intégrez des exercices de respiration profonde pour réduire le stress et favoriser la concentration. Ces moments de détente peuvent également vous encourager à vous lever et à vous étirer.

Mettez en place un défi amical avec vos collègues pour voir qui peut atteindre le plus grand nombre de pas pendant la journée. Cela peut créer une atmosphère ludique et motiver tout le monde à rester actif.

Si cela est possible, organisez des réunions debout ou des réunions en marchant. Cela favorise la créativité et assure que tout le monde reste en mouvement.

Si vous travaillez à domicile, profitez de votre environnement pour faire des exercices brefs entre les tâches. Des sauts, des squats ou des étirements peuvent être incorporés sans effort.

En adoptant ces astuces simples et pratiques, vous pouvez maintenir votre niveau d'activité physique tout au long de la journée, même lorsque vous êtes au bureau. Une approche proactive pour rester actif peut améliorer votre santé, votre bien-être et votre performance au travail.

87 - L'impact des additifs alimentaires sur la perte de poids

Lorsque vous envisagez un régime pour perdre du poids, il est crucial de prendre en compte tous les éléments qui composent vos choix alimentaires, y compris les additifs alimentaires. Les additifs sont des substances utilisées pour améliorer la saveur, la texture, la durée de conservation et l'apparence des aliments. Cependant, certains d'entre eux peuvent avoir des effets sur la perte de poids et la santé globale.

Certains additifs alimentaires, tels que les édulcorants artificiels, peuvent ajouter des calories à votre alimentation sans fournir de valeur nutritionnelle. Bien que les calories provenant des édulcorants soient généralement faibles, elles peuvent s'additionner si vous les consommez régulièrement.

Certains additifs alimentaires, tels que le glutamate monosodique (MSG), peuvent stimuler l'appétit et vous inciter à manger davantage. Cela peut compromettre vos efforts pour contrôler les portions et réduire la consommation de calories.

Certains additifs, tels que les colorants et les conservateurs, peuvent causer des réactions allergiques ou une sensibilité chez certaines personnes. Les réactions indésirables peuvent inclure des ballonnements, des maux de tête et d'autres symptômes qui pourraient perturber vos habitudes alimentaires et votre bien-être général.

Les additifs sont souvent plus fréquemment présents dans les aliments transformés, comme les collations emballées, les plats préparés et les boissons sucrées. Ces aliments transformés peuvent être riches en calories vides, en gras saturés et en sucres ajoutés, ce qui peut compromettre vos objectifs de perte de poids.

Les aliments contenant des additifs peuvent être associés à des choix alimentaires malsains. Par exemple, les boissons gazeuses sucrées contiennent souvent des colorants et des arômes artificiels en plus de leur teneur élevée en sucre. Consommer ces produits peut vous éloigner des aliments entiers et nutritifs nécessaires pour perdre du poids de manière saine.

Certains additifs alimentaires peuvent altérer la façon dont votre corps perçoit la satiété. Ils peuvent interférer avec les signaux de faim et de satiété, vous incitant à manger plus que nécessaire.

Lorsque vous visez la perte de poids, optez pour des aliments frais et non transformés autant que possible. Les légumes, les fruits, les protéines maigres et les grains entiers sont naturellement exempts ou faibles en additifs. En optant pour des choix alimentaires plus naturels, vous pouvez éviter les effets potentiellement négatifs des additifs sur votre perte de poids.

Lisez attentivement les étiquettes alimentaires pour repérer les additifs potentiellement problématiques. Les noms tels que "colorants artificiels", "arômes artificiels" et "édulcorants artificiels" peuvent être des signes indicateurs.

Si vous préférez éviter les additifs, recherchez des alternatives naturelles. Par exemple, au lieu d'utiliser des édulcorants artificiels, envisagez d'ajouter des fruits frais pour sucrer naturellement vos plats.

Bien que certaines recherches aient suggéré que certains additifs pourraient avoir des effets sur le poids, il est important de garder à l'esprit que la perte de poids est un processus complexe. Les choix alimentaires globaux, l'activité physique et d'autres facteurs jouent également un rôle crucial.

Les additifs alimentaires peuvent avoir un impact sur la perte de poids en influençant les calories, l'appétit, la sensibilité alimentaire et d'autres aspects de votre régime alimentaire. L'approche la plus sage consiste à privilégier les aliments non transformés et à lire attentivement les étiquettes alimentaires pour éviter les additifs potentiellement problématiques. L'objectif ultime est de créer un régime alimentaire équilibré, centré sur des choix sains et naturels, pour soutenir vos efforts de perte de poids de manière optimale.

88 - L'alimentation émotionnelle : comment la surmonter

L'alimentation émotionnelle est un comportement alimentaire qui consiste à manger en réponse à des émotions plutôt qu'à la faim physique. Cette habitude peut être difficile à gérer et peut entraver vos efforts de perte de poids. Apprendre à reconnaître, comprendre et gérer l'alimentation émotionnelle est essentiel pour atteindre vos objectifs de santé et de bien-être. Voici quelques stratégies pour vous aider à surmonter ce défi.

La première étape pour surmonter l'alimentation émotionnelle est de prendre conscience de vos émotions. Apprenez à identifier quand vous mangez en réponse à des émotions plutôt qu'à la faim. Gardez un journal alimentaire pour suivre vos émotions et les situations qui déclenchent la consommation d'aliments.

La pleine conscience consiste à être présent dans le moment présent. Lorsque vous ressentez le besoin de manger en raison d'émotions, prenez une pause et pratiquez la pleine conscience. Prenez quelques respirations profondes, observez vos émotions sans jugement et prenez conscience de vos sensations physiques.

Les émotions telles que le stress, l'ennui, la tristesse et l'anxiété peuvent déclencher l'alimentation émotionnelle. Identifiez vos déclencheurs spécifiques en notant les moments où vous avez tendance à manger en réponse à des émotions. Une fois que vous avez identifié ces déclencheurs, vous pouvez prendre des mesures pour les gérer de manière plus saine.

Au lieu de recourir à la nourriture pour gérer vos émotions, recherchez des alternatives plus saines. La méditation, la respiration profonde, le yoga, la marche et d'autres activités relaxantes peuvent vous aider à gérer le stress et l'anxiété sans recourir à la nourriture.

Soyez gentil avec vous-même et évitez de vous culpabiliser si vous cédez occasionnellement à l'alimentation émotionnelle. Pratiquez l'auto-compassion en vous rappelant que tout le monde fait des erreurs et que votre valeur ne dépend pas de vos choix alimentaires.

Évitez de sauter des repas, car cela peut augmenter le risque d'alimentation émotionnelle plus tard dans la journée. Mangez des repas équilibrés à des intervalles réguliers pour éviter les baisses d'énergie qui pourraient déclencher des envies émotionnelles.

Si vous avez tendance à grignoter en raison d'émotions, planifiez des collations nutritives à l'avance. Avoir des options saines à portée de main peut vous aider à éviter de succomber à des choix alimentaires impulsifs.

Parlez de vos défis d'alimentation émotionnelle à un ami de confiance, un membre de la famille ou un professionnel de la santé. Parfois, partager vos expériences et obtenir des conseils peut vous aider à mieux gérer vos émotions et vos habitudes alimentaires.

Étant donné que le stress est souvent un déclencheur majeur de l'alimentation émotionnelle, apprenez des techniques de gestion du stress telles que la relaxation, la méditation et l'exercice physique régulier.

Surmonter l'alimentation émotionnelle prend du temps et de la pratique. Soyez patient avec vous-même et rappelez-vous que chaque petit progrès compte. Il est normal d'avoir des rechutes, mais continuez à vous efforcer de faire des choix alimentaires plus conscients.

L'alimentation émotionnelle peut entraver vos efforts de perte de poids et de bien-être. Cependant, en prenant conscience de vos émotions, en identifiant vos déclencheurs et en développant des stratégies de gestion saines, vous pouvez progressivement surmonter ce comportement. La clé est de cultiver une relation positive avec la nourriture et d'apprendre à gérer vos émotions d'une manière qui n'implique pas la consommation excessive d'aliments.

89 - Les bienfaits de la natation pour brûler des calories

La natation est une activité physique complète qui offre de nombreux avantages pour la santé, y compris la possibilité de brûler des calories de manière efficace. Que vous soyez un nageur expérimenté ou que vous souhaitiez simplement profiter des bienfaits de l'eau, la natation peut être une excellente option pour atteindre vos objectifs de perte de poids.

La natation est un exercice aérobique qui sollicite de nombreux groupes musculaires en même temps. L'eau offre une résistance naturelle, ce qui signifie que chaque mouvement que vous faites dans l'eau nécessite plus d'effort que sur la terre ferme. En conséquence, la natation peut brûler un nombre considérable de calories, ce qui contribue à la perte de poids.

La natation améliore l'endurance cardiovasculaire en faisant travailler votre cœur et vos poumons. Plus vous nagez régulièrement, plus votre capacité cardiovasculaire augmente, ce qui signifie que vous pouvez nager plus longtemps et à un rythme plus soutenu. Cela vous permettra de brûler encore plus de calories au fil du temps.

Contrairement à certaines activités terrestres, la natation est une activité à faible impact qui réduit le stress sur les articulations. Cela la rend idéale pour les personnes souffrant de douleurs articulaires ou d'autres problèmes physiques qui pourraient limiter leur capacité à s'engager dans des exercices plus intenses.

La natation sollicite de nombreux groupes musculaires différents, y compris les bras, les jambes, le dos et les abdominaux. Cela signifie que vous travaillez de manière globale, ce qui peut aider à tonifier et à renforcer votre corps tout en brûlant des calories.

La natation offre une variété d'exercices qui peuvent être adaptés à différents niveaux de condition physique. Vous pouvez nager à différentes vitesses, essayer différents styles de nage (comme la brasse, le crawl, le dos ou le papillon) et utiliser des accessoires tels que les planches et les pull-boys pour varier votre routine et stimuler votre métabolisme.

Lorsque vous vous engagez dans des activités physiques intenses comme la natation, votre métabolisme reste stimulé même après avoir quitté la piscine. Cela signifie que vous continuerez à brûler des calories même lorsque vous êtes au repos, ce qui est bénéfique pour la perte de poids à long terme.

La natation peut être une activité relaxante qui aide à réduire le stress et l'anxiété. Des niveaux de stress réduits peuvent contribuer à éviter la prise de poids associée au stress émotionnel et au grignotage.

La natation nécessite une bonne posture pour maintenir l'équilibre dans l'eau. En renforçant les muscles du dos et du tronc, la natation peut contribuer à améliorer votre posture globale, ce qui a des avantages esthétiques et fonctionnels.

Que vous nagiez dans une piscine, un lac ou l'océan, la natation peut être pratiquée dans divers environnements. Cela vous offre la possibilité de profiter des bienfaits de l'exercice tout en variant votre routine.

La natation demande de la persévérance et de la régularité pour améliorer vos compétences et votre condition physique. Cette discipline peut vous aider à développer une mentalité de persévérance, qui peut également être appliquée à vos objectifs de perte de poids.

La natation est un excellent moyen de brûler des calories et de soutenir vos objectifs de perte de poids. En combinant les avantages du brûlage de calories, de l'amélioration de l'endurance cardiovasculaire, du travail global des muscles et de l'effet positif sur le métabolisme, la natation peut être une activité efficace pour maintenir une santé optimale et une perte de poids durable. Ajoutez la natation à votre routine d'exercice régulière et profitez des nombreux bienfaits qu'elle offre.

90 - Gérez vos périodes de voyage en maintenant vos objectifs

Voyager peut être une expérience enrichissante, mais cela peut également présenter des défis pour maintenir vos objectifs de perte de poids. Les voyages peuvent souvent signifier des changements de routine, des choix alimentaires moins contrôlés et des occasions de se laisser aller. Cependant, avec la bonne approche et la préparation adéquate, il est tout à fait possible de rester sur la bonne voie avec vos objectifs de perte de poids tout en profitant de vos aventures.

Avant de partir en voyage, prenez le temps de planifier vos repas et collations autant que possible. Si vous avez la possibilité de choisir des options saines à l'aéroport, à la gare ou à votre destination, cela facilitera le maintien de vos objectifs. Emballez des collations nutritives comme des noix, des fruits frais et des barres protéinées pour éviter de céder aux tentations malsaines.

Lorsque vous mangez au restaurant, choisissez des plats riches en légumes, en protéines maigres et en grains entiers. Évitez les plats frits, riches en graisses saturées et en calories vides. Demandez des ajustements comme la vinaigrette à part, des sauces légères et des portions plus petites si nécessaire.

Bien que vous puissiez vouloir savourer la cuisine locale pendant vos voyages, essayez de contrôler vos portions pour éviter les excès caloriques. Partager un plat avec un compagnon de voyage ou demander une portion plus petite peut vous aider à apprécier les saveurs sans surcharger votre apport calorique.

Pendant vos voyages, essayez de rester actif autant que possible. Marchez pour explorer votre destination, utilisez les installations de fitness de votre hôtel si elles sont disponibles, ou optez pour des activités comme la randonnée, la natation ou le vélo. L'activité physique peut vous aider à compenser les calories supplémentaires que vous pourriez consommer.

Hydratez-vous, gardez-vous bien hydraté pendant vos voyages en buvant beaucoup d'eau. L'hydratation adéquate peut vous aider à contrôler votre appétit et à éviter la confusion entre la faim et la soif.

Si vous séjournez dans un endroit doté d'une cuisine, envisagez de préparer certains de vos repas. Cela vous donne un meilleur contrôle sur les ingrédients que vous utilisez et vous permet de cuisiner des repas nutritifs qui soutiennent vos objectifs.

Optez pour des collations saines lorsque vous voyagez. Des options comme les légumes coupés en bâtonnets, les fruits frais, les yaourts grecs et les noix sont pratiques à emporter et vous aident à éviter les collations malsaines disponibles dans les aéroports ou les stations-service.

Si vous vous trouvez dans un hôtel proposant un buffet, faites des choix judicieux. Optez pour des protéines maigres, des légumes, des grains entiers et limitez les aliments riches en calories vides comme les pains et les desserts.

Il est important de trouver l'équilibre entre maintenir vos objectifs de perte de poids et profiter de votre voyage. Autorisez-vous des indulgences occasionnelles, mais essayez de maintenir un équilibre global en choisissant des options saines la plupart du temps.

Après votre voyage, reprenez rapidement votre routine alimentaire et d'exercice habituelle. Cela vous aidera à minimiser l'impact des excès éventuels pendant votre voyage.

Gérer les périodes de voyage tout en maintenant vos objectifs de perte de poids nécessite une planification préalable, des choix conscients et un équilibre entre le plaisir et la discipline. En suivant ces conseils, vous pouvez profiter de vos aventures tout en continuant à travailler vers vos objectifs de santé et de bien-être.

91 - La perte de poids et les habitudes du week-end

Les week-ends peuvent être des moments de détente et de plaisir, mais ils peuvent aussi devenir des obstacles pour ceux qui cherchent à perdre du poids. Les routines sont souvent perturbées, les tentations culinaires sont plus fréquentes et les activités sociales peuvent influencer nos choix alimentaires. Cependant, il est tout à fait possible de gérer ces défis et de maintenir vos objectifs de perte de poids tout en profitant pleinement de votre temps libre.

La planification est la clé pour éviter les excès pendant le week-end. Prévoyez des repas équilibrés et des collations saines pour éviter de céder aux impulsions malsaines. Si vous avez des projets de dîner à l'extérieur ou de participer à des événements sociaux, choisissez des options plus légères lors des autres repas pour équilibrer votre apport calorique global.

Les repas au restaurant et les repas à la maison peuvent facilement entraîner des portions excessives. Essayez de vous concentrer sur les signaux de votre corps pour reconnaître quand vous êtes rassasié. Prenez le temps de savourer chaque bouchée et évitez de manger trop rapidement.

Profitez de votre temps libre pour rester actif. Planifiez des activités physiques amusantes, comme une randonnée, du vélo ou une séance d'exercices à la maison. Une promenade après un repas peut également aider à stimuler la digestion et à réduire les envies de grignotage.

Il est tout à fait acceptable de se faire plaisir pendant le week-end, mais il est important de trouver un équilibre. Si vous avez prévu de déguster un dessert ou de profiter d'un repas plus copieux, assurez-vous de faire des choix plus légers lors des autres repas.

Les week-ends sont souvent associés à des activités sociales et à des sorties qui peuvent impliquer de la nourriture et des boissons. Essayez de limiter votre consommation d'alcool, qui peut apporter des calories vides, et choisissez des options plus saines lorsque vous êtes à l'extérieur.

Si vous passez du temps à la maison pendant le week-end, profitez-en pour cuisiner des repas sains et équilibrés. Cela vous donne un meilleur contrôle sur les ingrédients que vous utilisez et vous évite les tentations de plats riches en calories.

Évitez la mentalité de "compensation" en pensant que vous pouvez vous permettre de manger excessivement pendant le week-end parce que vous avez été discipliné en semaine. Cette approche peut entraver vos progrès. Cherchez plutôt à maintenir une approche cohérente tout au long de la semaine.

Le sommeil joue un rôle crucial dans la gestion du poids. Assurez-vous de maintenir une routine de sommeil régulière, même pendant le week-end. Le manque de sommeil peut affecter vos choix alimentaires et votre motivation pour l'exercice.

Évitez de faire des courses lorsque vous avez faim, car cela peut vous inciter à acheter des aliments malsains. Dressez une liste de courses avant de partir et tenez-vous-en à celle-ci pour éviter les achats impulsifs.

Si vous avez dévié de vos habitudes saines pendant le week-end, ne vous en voulez pas. Chaque jour est une nouvelle opportunité de faire des choix positifs pour votre santé. Évitez de vous critiquer et revenez simplement à vos habitudes saines dès que possible.

Gérer les habitudes du week-end en alignant vos choix alimentaires et vos activités sur vos objectifs de perte de poids peut être un défi, mais avec la planification adéquate et la conscience de vos choix, vous pouvez profiter de votre temps libre tout en restant sur la bonne voie pour atteindre vos objectifs de santé.

92 - Les avantages de la cuisine à l'avance

La cuisine à l'avance, également connue sous le nom de préparation des repas, est une stratégie efficace pour soutenir vos objectifs de perte de poids et de santé globale. Cette approche consiste à planifier et à préparer vos repas pour plusieurs jours à l'avance, ce qui vous permet de gagner du temps, de contrôler vos portions et de faire des choix alimentaires plus judicieux.

L'une des principales raisons pour lesquelles la cuisine à l'avance est populaire est qu'elle vous fait gagner un temps précieux en semaine. En préparant vos repas en une seule séance, vous évitez de devoir cuisiner chaque jour. Cela est particulièrement utile si vous avez un emploi du temps chargé ou si vous avez tendance à être pressé en semaine.

Lorsque vous cuisinez à l'avance, vous pouvez mesurer et contrôler vos portions avec précision. Cela vous permet d'éviter de manger en excès et de suivre plus facilement vos objectifs caloriques. Les portions préparées à l'avance vous aident également à éviter les excès impulsifs, car vous avez déjà décidé de la quantité que vous allez manger.

En planifiant vos repas à l'avance, vous avez le contrôle total sur les ingrédients que vous utilisez. Vous pouvez choisir des aliments nutritifs et équilibrés qui favorisent la perte de poids. Étant donné que vous avez déjà préparé vos repas, vous serez moins enclin à opter pour des options malsaines ou à commander de la restauration rapide.

Lorsque vous avez faim et que vous ne savez pas quoi manger, il est plus probable que vous optiez pour des choix alimentaires impulsifs et moins sains. La cuisine à l'avance élimine cette incertitude, car vous avez déjà planifié vos repas à l'avance. Cela réduit les décisions alimentaires impulsives et vous aide à maintenir une alimentation équilibrée.

La préparation des repas à l'avance peut vous aider à économiser de l'argent sur votre budget alimentaire. En cuisinant vos repas vous-même, vous réduisez les dépenses liées aux repas à l'extérieur ou aux achats impulsifs. De plus, acheter des ingrédients en vrac pour la semaine peut souvent être moins cher que d'acheter des portions individuelles chaque jour.

En planifiant vos repas et en utilisant les ingrédients que vous avez achetés, vous réduisez le gaspillage alimentaire. Vous pouvez également réutiliser les restes pour créer de nouveaux plats, ce qui permet d'utiliser efficacement les aliments que vous avez déjà cuisinés.

Si vous suivez un régime spécifique ou si vous avez des restrictions alimentaires, la cuisine à l'avance vous donne un contrôle total sur les ingrédients que vous utilisez. Cela peut être particulièrement utile si vous avez des allergies ou si vous suivez un régime végétarien, végétalien ou sans gluten.

La cuisine à l'avance élimine la pression de devoir décider quoi manger à la dernière minute. Cela peut réduire le stress associé aux décisions alimentaires et vous aider à maintenir une approche plus détendue et consciente de l'alimentation.

En préparant vos repas à l'avance, vous maintenez une certaine constance dans vos choix alimentaires. Cela vous aide à éviter les écarts majeurs de votre plan alimentaire et à rester concentré sur vos objectifs de perte de poids.

a préparation des repas à l'avance peut vous donner un sentiment de réussite et de satisfaction personnelle. Savoir que vous avez pris soin de planifier vos repas et de cuisiner des aliments sains renforce votre engagement envers votre santé et votre bien-être.

La cuisine à l'avance peut être une stratégie puissante pour vous aider à atteindre et à maintenir vos objectifs de perte de poids. En investissant du temps dans la planification et la préparation de vos repas, vous créez un environnement favorable à des choix alimentaires sains et équilibrés, qui vous soutiennent dans votre quête d'une vie plus saine et plus active.

93 - Les alternatives aux collations malsaines

Les collations font partie intégrante de nos habitudes alimentaires quotidiennes, mais il est important de choisir des options qui soutiennent votre objectif de perte de poids et de santé globale. Les alternatives aux collations malsaines peuvent vous aider à satisfaire vos envies tout en vous fournissant des nutriments essentiels.

Les fruits frais sont une option de collation délicieuse et nutritive. Ils sont riches en vitamines, minéraux et fibres. Essayez des options comme les pommes, les poires, les baies, les tranches de melon ou d'ananas pour satisfaire votre envie de sucré.

Les légumes crus, comme les carottes, les concombres, les poivrons et les céleris, sont excellents pour grignoter entre les repas. Ils sont faibles en calories et riches en fibres, ce qui favorise la satiété.

Les noix et les graines, comme les amandes, les noix de cajou et les graines de tournesol, sont riches en graisses saines, en protéines et en fibres. Optez pour des portions contrôlées pour éviter un apport calorique excessif.

Le yaourt grec nature est riche en protéines et en probiotiques bénéfiques pour la digestion. Ajoutez-y des fruits frais ou des noix concassées pour un mélange délicieux et satisfaisant.

Le guacamole, à base d'avocat, et la salsa, à base de tomates et d'oignons, sont d'excellentes options pour tremper des légumes croquants. Ils ajoutent de la saveur et des nutriments sans les calories vides des trempettes commerciales.

Les œufs durs sont une collation riche en protéines et en nutriments. Ils peuvent vous aider à vous sentir rassasié et à éviter les fringales entre les repas.

Le fromage cottage est une source de protéines maigres qui peut être consommée seule ou avec des fruits pour une collation équilibrée.

Préparez vos propres barres de céréales à base d'ingrédients sains tels que les flocons d'avoine, les fruits secs et les noix. Évitez les options commerciales riches en sucre et en additifs.

Le houmous est une trempette à base de pois chiches riches en fibres et en protéines. Servez-le avec des légumes ou des morceaux de pain complet.

Préparez des smoothies maison avec des fruits, des légumes, du yaourt et des protéines en poudre. Évitez d'ajouter trop de sucre et privilégiez les ingrédients naturels.

Les aliments riches en grains entiers, comme les craquelins de grains entiers, les barres de céréales aux grains entiers ou les mini-pitas, offrent une source d'énergie durable pour combler la faim.

Parfois, la soif peut être confondue avec la faim. Optez pour une tasse de thé ou une infusion pour vous hydrater et apaiser vos envies de grignotage.

Le thon ou le saumon en conserve sont riches en protéines et en acides gras oméga-3. Servez-les avec des craquelins de grains entiers ou des légumes.

Les tranches de viande maigre sont une option de collation riche en protéines qui peut vous aider à vous sentir rassasié.

Les pois chiches rôtis ou les edamames sont des collations riches en protéines végétales et en fibres. Assaisonnez-les avec des épices pour plus de saveur.

En optant pour des alternatives aux collations malsaines, vous pouvez soutenir votre quête de perte de poids tout en apportant à votre corps des nutriments essentiels. L'objectif est de choisir des options qui satisferont vos envies tout en contribuant à votre bien-être général. En diversifiant vos choix de collations et en étant conscient de ce que vous mangez, vous pouvez créer une alimentation équilibrée qui vous soutient dans votre parcours vers une meilleure santé.

94 - L'équilibre hormonal et le cycle menstruel

L'équilibre hormonal et le cycle menstruel sont des éléments importants à considérer dans votre parcours de perte de poids et de santé globale. Les fluctuations hormonales qui accompagnent chaque phase du cycle peuvent avoir un impact sur vos habitudes alimentaires, votre niveau d'énergie et votre métabolisme. Comprendre ces interactions peut vous aider à adapter votre approche pour des résultats plus durables.

Pendant la phase menstruelle, les niveaux d'œstrogène et de progestérone chutent, ce qui peut engendrer des sautes d'humeur, de la fatigue et des fringales. Il est essentiel de répondre à vos besoins en nutriments et en calories tout en écoutant votre corps. Optez pour des aliments riches en fer, en vitamines B et en fibres pour soutenir votre énergie et votre digestion. Les légumes verts à feuilles, les légumineuses et les protéines maigres peuvent être bénéfiques.

La phase folliculaire qui suit vos règles est marquée par une augmentation progressive des niveaux d'œstrogène. Votre métabolisme peut également augmenter, ce qui peut favoriser la combustion des calories. C'est une bonne période pour incorporer des séances d'entraînement plus intenses. Misez sur une alimentation équilibrée en incluant des protéines maigres, des glucides complexes et des graisses saines pour soutenir vos besoins énergétiques.

L'ovulation marque le pic des niveaux d'œstrogène. Vous pouvez ressentir une augmentation de l'énergie et de la motivation à l'exercice. Profitez de cette phase pour intensifier vos séances d'entraînement. Sur le plan alimentaire, privilégiez les aliments riches en antioxydants, comme les baies, les légumes colorés et les noix, pour soutenir la santé hormonale.

La phase lutéale survient après l'ovulation. Les niveaux d'œstrogène et de progestérone augmentent. Cela peut entraîner des envies de glucides et des sautes d'humeur. Pour éviter les excès alimentaires, misez sur des collations riches en protéines et en fibres. Les légumes croquants avec du houmous ou des tranches de dinde peuvent être des choix judicieux.

Il est important de noter que chaque femme réagit différemment aux fluctuations hormonales. Écoutez votre corps et ajustez votre alimentation et vos séances d'entraînement en conséquence. Certaines femmes peuvent se sentir plus enclines à l'exercice pendant l'ovulation, tandis que d'autres peuvent préférer des activités plus douces pendant la phase menstruelle.

Pour maintenir un équilibre hormonal optimal, assurez-vous de vous hydrater suffisamment et de dormir adéquatement. Le sommeil est essentiel pour réguler les hormones et soutenir vos objectifs de perte de poids. De plus, la gestion du stress peut avoir un impact positif sur votre équilibre hormonal. Pratiquez des techniques de relaxation comme la méditation, le yoga ou la respiration profonde pour maintenir une santé hormonale optimale.

En comprenant comment votre cycle menstruel affecte votre corps et vos habitudes, vous pouvez adapter votre approche de perte de poids de manière intelligente. L'objectif est de travailler avec votre corps plutôt que contre lui. En faisant preuve de patience et de compassion envers vous-même, vous pouvez créer une stratégie alimentaire et d'entraînement qui prend en compte vos besoins uniques à chaque phase du cycle.

95 - Les entraînements de courte durée pour les journées chargées

Les journées modernes peuvent être incroyablement chargées, avec des horaires serrés et des responsabilités multiples. Cependant, cela ne signifie pas que vous devez sacrifier vos objectifs de perte de poids et votre santé en général. Les entraînements de courte durée, souvent appelés High-Intensity Interval Training (HIIT) ou entraînements à haute intensité de courte durée, offrent une solution efficace pour rester actif même lorsque le temps est limité.

L'essence des entraînements de courte durée réside dans leur efficacité. Ils sont conçus pour maximiser les avantages en un minimum de temps. En intégrant des séquences d'exercices intenses suivies de courtes périodes de récupération, ces séances poussent votre corps à ses limites, stimulant ainsi la combustion des calories et le développement musculaire.

L'une des caractéristiques les plus marquantes des entraînements de courte durée est leur capacité à accélérer le métabolisme. En effectuant des exercices intenses qui engagent plusieurs groupes musculaires à la fois, vous activez davantage de fibres musculaires, brûlez plus de calories et continuez à dépenser de l'énergie après la fin de l'entraînement.

Si vous décidez d'essayer les entraînements de courte durée, commencez par sélectionner des exercices qui ciblent différents groupes musculaires. Les squats, les burpees, les pompes, les sauts et les fentes sont d'excellents choix. Alternez entre les mouvements intenses et les moments de récupération active comme la marche légère ou les étirements légers. Vous n'avez pas besoin d'équipement sophistiqué ; votre propre poids corporel peut être suffisant pour obtenir des résultats impressionnants.

La souplesse est l'un des avantages majeurs des entraînements de courte durée. Ils sont adaptables à votre emploi du temps et à vos préférences. Que ce soit le matin pour démarrer la journée en pleine forme, pendant la pause déjeuner pour recharger votre énergie ou même en soirée pour libérer le stress accumulé, ces séances peuvent être intégrées à différents moments de la journée.

En termes de durée, commencer par des séances de 10 à 15 minutes peut être un excellent point de départ. Au fur et à mesure que votre condition physique s'améliore, vous pouvez augmenter progressivement la durée des séances. Néanmoins, rappelez-vous que la qualité de l'entraînement prime sur la quantité. L'intensité est la clé.

L'une des principales raisons pour lesquelles les entraînements de courte durée sont si populaires est leur capacité à stimuler la combustion des graisses tout en améliorant l'endurance cardiovasculaire. De plus, ces séances intensives favorisent la libération d'endorphines, les "hormones du bonheur", qui contribuent à améliorer votre humeur et à réduire le stress.

Cependant, il est essentiel de garder à l'esprit que l'intensité ne doit pas nécessairement être synonyme de douleur ou d'inconfort excessif. L'objectif est d'engager vos muscles et de pousser votre système cardiovasculaire sans compromettre votre sécurité. Écoutez votre corps, adaptez les mouvements à votre niveau de forme physique et assurez-vous de vous échauffer adéquatement avant de commencer.

Les entraînements de courte durée constituent une stratégie efficace pour maintenir votre engagement envers vos objectifs de perte de poids, même lorsque votre emploi du temps est chargé. En alliant l'intensité à la variété des exercices, vous pouvez maximiser les bienfaits en un temps limité. L'incorporation régulière de ces séances dans votre routine peut non seulement vous aider à brûler des calories, mais aussi à renforcer votre condition physique générale et à favoriser un métabolisme plus actif. N'oubliez pas que la clé du succès réside dans la cohérence, l'effort et l'écoute de votre corps.

96 - Les bénéfices des exercices de stretching

Les exercices de stretching, souvent négligés par rapport aux entraînements cardiovasculaires ou de musculation, offrent pourtant une multitude de bienfaits pour votre corps et votre bien-être général. Intégrer une routine de stretching régulière dans votre programme d'exercice peut améliorer votre souplesse, réduire les tensions musculaires, améliorer votre posture et même contribuer à la prévention des blessures.

L'un des avantages les plus évidents des exercices de stretching est l'amélioration de la flexibilité. En étirant régulièrement vos muscles, vous permettez aux tissus musculaires et aux tendons de s'allonger, ce qui favorise une plus grande amplitude de mouvement. Une meilleure flexibilité peut faciliter vos activités quotidiennes et réduire le risque de blessures liées à des mouvements brusques.

De plus, le stretching peut aider à relâcher les tensions musculaires accumulées. Les activités quotidiennes, le stress et même l'exercice physique intense peuvent créer des tensions dans les muscles. Le stretching aide à étirer ces muscles tendus et à les relâcher, ce qui peut réduire les douleurs musculaires et améliorer la mobilité.

Une posture correcte est essentielle pour la santé de votre dos et de votre colonne vertébrale. Les exercices de stretching ciblés peuvent contribuer à améliorer votre posture en renforçant les muscles du dos et en étirant les muscles qui peuvent contribuer à une mauvaise posture. En alignant correctement votre corps, vous pouvez éviter les douleurs dorsales et les problèmes de colonne vertébrale à long terme.

Outre les avantages physiques, le stretching peut également favoriser une meilleure connexion entre votre corps et votre esprit. La pratique régulière du stretching encourage la concentration et la présence mentale, ce qui peut aider à réduire le stress et à promouvoir la relaxation. Les techniques de respiration profonde associées au stretching peuvent également favoriser un sentiment de calme intérieur.

Les exercices de stretching peuvent être particulièrement bénéfiques après des séances d'entraînement intenses. Ils aident à réduire l'accumulation d'acide lactique dans les muscles, ce qui peut causer des douleurs et des courbatures. Un étirement approprié peut favoriser la récupération musculaire, vous permettant ainsi de vous remettre plus rapidement de vos séances d'exercice.

Il existe plusieurs types d'étirements que vous pouvez incorporer dans votre routine. Les étirements statiques consistent à maintenir une position d'étirement pendant une période prolongée, tandis que les étirements dynamiques impliquent des mouvements contrôlés qui amènent vos muscles à leur limite d'amplitude de mouvement. Vous pouvez également opter pour des techniques de stretching comme le yoga ou le Pilates, qui combinent des exercices de renforcement musculaire et de flexibilité.

Il est important de noter que les exercices de stretching doivent être effectués de manière sûre et contrôlée. Ne forcez pas vos muscles au-delà de leurs limites et n'effectuez pas d'étirements douloureux. Échauffez-vous légèrement avant de commencer votre routine de stretching, en vous concentrant sur les groupes musculaires que vous prévoyez de cibler.

Les exercices de stretching offrent une série d'avantages pour votre santé physique et mentale. En améliorant la flexibilité, en relâchant les tensions musculaires, en améliorant la posture et en favorisant la relaxation, vous pouvez améliorer votre qualité de vie globale. Intégrez des étirements réguliers dans votre routine d'exercice pour profiter pleinement de ces avantages et pour favoriser une meilleure santé à long terme.

97 - Les aliments riches en antioxydants pour la perte de poids

Les antioxydants, des composés naturels présents dans de nombreux aliments, jouent un rôle essentiel dans la promotion de la santé et de la perte de poids. Non seulement ils protègent vos cellules contre les dommages causés par les radicaux libres, mais certains antioxydants peuvent également soutenir vos efforts de perte de poids en favorisant un métabolisme sain et en réduisant l'inflammation. Intégrer des aliments riches en antioxydants dans votre alimentation peut donc être une stratégie efficace pour atteindre vos objectifs de perte de poids.

Les baies, comme les framboises, les myrtilles et les fraises, sont parmi les aliments les plus riches en antioxydants. Elles contiennent des composés tels que les anthocyanes, qui ont démontré leur capacité à réduire l'inflammation et à améliorer la sensibilité à l'insuline. De plus, les baies sont relativement faibles en calories tout en étant riches en fibres, ce qui peut vous aider à vous sentir rassasié plus longtemps.

Les agrumes, tels que les oranges, les pamplemousses et les citrons, sont également riches en antioxydants, notamment la vitamine C. La vitamine C joue un rôle clé dans la santé immunitaire, mais elle peut également contribuer à la perte de poids en favorisant un métabolisme énergétique efficace. De plus, les agrumes sont une excellente source de fibres et d'hydratation, ce qui peut vous aider à maintenir votre énergie tout au long de la journée.

Les légumes à feuilles vertes, tels que les épinards, le chou frisé et la laitue, sont également des choix nutritifs riches en antioxydants. Ils contiennent des composés tels que les caroténoïdes, qui sont non seulement bénéfiques pour la santé oculaire, mais qui peuvent également contribuer à la régulation du poids en soutenant un métabolisme sain. De plus, ces légumes sont faibles en calories mais riches en nutriments, ce qui en fait des choix idéaux pour un régime de perte de poids.

Les noix et les graines sont également des sources importantes d'antioxydants, en particulier de vitamine E. La vitamine E agit comme un puissant antioxydant liposoluble, ce qui signifie qu'elle peut protéger les graisses de votre corps contre les dommages oxydatifs. Les noix et les graines sont également riches en graisses saines et en protéines, ce qui peut contribuer à la satiété et à la gestion de l'appétit.

Le thé vert est une boisson populaire riche en catéchines, un type spécifique d'antioxydants. Les catéchines du thé vert, en particulier l'EGCG (épigallocatéchine gallate), sont connues pour leurs effets positifs sur la santé métabolique. Elles peuvent aider à stimuler le métabolisme, à améliorer l'oxydation des graisses et à réguler la glycémie. Boire du thé vert peut donc être une habitude bénéfique pour la perte de poids.

Les légumineuses, comme les haricots, les lentilles et les pois chiches, fournissent une source riche en antioxydants et en fibres. Les fibres contenues dans les légumineuses peuvent contribuer à la satiété en ralentissant la digestion et en stabilisant la glycémie. De plus, ces aliments sont une excellente source de protéines végétales, ce qui peut aider à maintenir la masse musculaire pendant la perte de poids.

En incorporant une variété d'aliments riches en antioxydants dans votre alimentation, vous pouvez non seulement soutenir vos efforts de perte de poids, mais aussi favoriser une meilleure santé globale. Les antioxydants protègent vos cellules des dommages oxydatifs, réduisent l'inflammation et contribuent à un métabolisme sain. Ajoutez des baies, des agrumes, des légumes à feuilles vertes, des noix, des graines, du thé vert et des légumineuses à votre alimentation pour profiter pleinement de ces avantages.

98 - L'importance de la variété dans votre alimentation

L'importance de la variété dans votre alimentation ne peut être surestimée, car elle joue un rôle fondamental dans votre santé globale et vos objectifs de perte de poids. Lorsque vous optez pour une alimentation variée et équilibrée, vous offrez à votre corps une richesse de nutriments essentiels qui favorisent un métabolisme optimal, une énergie soutenue et une meilleure gestion du poids.

Diversifier votre alimentation va bien au-delà de simplement ajouter une touche de couleur à votre assiette. Chaque groupe d'aliments fournit une combinaison unique de vitamines, minéraux, fibres, protéines et graisses qui sont essentiels pour le bon fonctionnement de votre organisme. Les légumes verts à feuilles sombres sont riches en fer, en calcium et en vitamines, tandis que les sources de protéines maigres comme le poulet et le poisson fournissent des acides aminés essentiels. Les céréales complètes regorgent de fibres qui favorisent la digestion et la sensation de satiété, tandis que les graisses saines provenant des noix, des avocats et des huiles végétales nourrissent votre cerveau et vos cellules.

Lorsque vous variez votre alimentation, vous élargissez également la palette de saveurs, de textures et d'expériences gustatives que vous découvrez à chaque repas. Cette exploration culinaire peut rendre vos repas plus agréables et satisfaisants, réduisant ainsi les risques de céder à des envies impulsives ou à des excès caloriques. De plus, l'aspect psychologique de la nourriture est étroitement lié à votre satisfaction, et manger une variété d'aliments vous permet de ressentir davantage de plaisir en mangeant.

Lorsque vous poursuivez des objectifs de perte de poids, la variété alimentaire peut être un allié précieux. Certains aliments ont des propriétés spécifiques qui favorisent la perte de poids. Par exemple, les légumes verts à faible teneur en calories sont riches en fibres et en eau, ce qui peut aider à combler l'estomac sans ajouter de calories excessives. Les protéines maigres demandent plus d'énergie à être digérées, ce qui signifie que votre corps brûle plus de calories pour les traiter. Les fruits et légumes colorés sont riches en antioxydants qui aident à réguler le métabolisme et à favoriser la combustion des graisses.

De plus, la variété dans votre alimentation vous protège contre les carences nutritionnelles potentielles. En consommant une gamme variée d'aliments, vous avez plus de chances de couvrir tous vos besoins en nutriments essentiels. Les carences nutritionnelles peuvent non seulement entraver vos progrès en matière de perte de poids, mais elles peuvent également avoir des effets négatifs sur votre santé globale.

Intégrer davantage de variété dans votre alimentation est plus facile que vous ne le pensez. Commencez par explorer les rayons de produits frais de votre supermarché local et essayez de nouveaux fruits et légumes chaque semaine. Expérimentez avec différentes sources de protéines, telles que les légumineuses, le poisson, les œufs et les produits laitiers faibles en gras. Utilisez des herbes et des épices pour ajouter de la saveur à vos plats, ce qui peut stimuler votre appétit et votre satisfaction.

La variété alimentaire est un pilier essentiel d'une alimentation équilibrée et durable. En offrant une gamme diversifiée de nutriments et de saveurs, vous pouvez soutenir vos objectifs de perte de poids tout en favorisant une santé optimale. Prenez plaisir à explorer de nouvelles options culinaires et à nourrir votre corps avec la richesse nutritionnelle qu'il mérite.

99 - Les stratégies pour surmonter les plateaux de poids

Surmonter les plateaux de poids est un défi que de nombreux individus rencontrent lors de leur parcours de perte de poids. Après des semaines ou des mois de progrès réguliers, il peut être déconcertant de constater que le chiffre sur la balance refuse obstinément de bouger. Cependant, il est important de comprendre que les plateaux sont une étape naturelle du processus de perte de poids et qu'il existe des moyens efficaces pour les surmonter tout en maintenant votre motivation et votre détermination.

Lorsque vous vous retrouvez face à un plateau de poids, il peut être tentant de réduire davantage votre apport calorique ou de pousser votre corps à l'extrême avec des séances d'entraînement intenses. Cependant, ces approches radicales peuvent en réalité avoir des effets contraires à ceux souhaités. Au lieu de cela, prenez du recul et évaluez de manière objective votre routine alimentaire et d'exercice actuelle. Il est possible que votre corps se soit adapté à votre programme actuel, ce qui ralentit temporairement la perte de poids.

Pour surmonter un plateau, il est essentiel d'apporter des ajustements progressifs et intelligents à votre approche. Commencez par réévaluer vos choix alimentaires. Introduisez une plus grande variété d'aliments dans votre régime, en mettant l'accent sur des options nutritives et satisfaisantes. Pensez à augmenter votre apport en protéines maigres, en légumes, en fruits et en graisses saines. De plus, assurez-vous que vos portions sont adaptées à vos besoins caloriques actuels.

En ce qui concerne l'exercice, la clé est de diversifier vos séances tout en gardant à l'esprit vos objectifs. Intégrez des séances d'entraînement en force pour stimuler la croissance musculaire, car une masse musculaire accrue peut augmenter votre métabolisme de base. Essayez de nouvelles activités physiques qui suscitent votre intérêt, comme le cyclisme, la danse ou la natation. Une approche variée maintiendra non seulement votre enthousiasme, mais encouragera également votre corps à s'adapter à de nouveaux défis.

La gestion du stress et la qualité du sommeil ne doivent pas être négligées lorsqu'il s'agit de briser un plateau de poids. Le stress chronique peut affecter vos hormones de manière négative, ce qui peut perturber votre équilibre hormonal et entraver la perte de poids. Prenez le temps de pratiquer des techniques de relaxation, telles que la méditation, le yoga ou la respiration profonde, pour réduire le stress. Assurez-vous également de dormir suffisamment, car le sommeil est crucial pour réguler les hormones qui influencent l'appétit et le métabolisme.

Enfin, maintenir une attitude mentale positive est un élément clé pour surmonter les plateaux. Il est facile de devenir frustré et découragé lorsque les résultats ne correspondent pas à vos attentes. Cependant, il est important de se rappeler que votre voyage de perte de poids est un processus continu. Au lieu de vous concentrer uniquement sur le chiffre sur la balance, prenez en considération les améliorations globales que vous avez apportées à votre santé et à votre bien-être.

Les plateaux de poids sont une réalité courante lors d'un voyage de perte de poids. Ils ne doivent pas être considérés comme un échec, mais plutôt comme une opportunité d'ajuster et d'améliorer votre approche. En réévaluant votre régime alimentaire, en diversifiant vos séances d'entraînement, en gérant le stress et en maintenant une attitude mentale positive, vous pouvez briser ces plateaux et continuer à progresser vers vos objectifs. N'oubliez pas que la perte de poids durable est un voyage qui nécessite patience, persévérance et ajustements intelligents pour surmonter les obstacles qui se présentent en cours de route.

100 - Maintenir votre succès sur le long terme

Maintenir le succès à long terme dans votre parcours de perte de poids nécessite une approche réfléchie et durable. Après avoir atteint vos objectifs de poids, il est important de mettre en place des stratégies pour conserver les résultats que vous avez durement obtenus. Voici quelques conseils pour vous aider à maintenir votre succès à long terme et à éviter le piège de la reprise de poids.

Tout d'abord, il est essentiel de maintenir une approche équilibrée et réaliste envers votre alimentation. Évitez de retourner à d'anciennes habitudes alimentaires qui ont contribué à la prise de poids. Continuez à privilégier des choix alimentaires sains et nutritifs, en intégrant une variété de fruits, de légumes, de protéines maigres, de grains entiers et de graisses saines. Limitez la consommation d'aliments riches en calories vides, comme les boissons sucrées et les collations malsaines.

Une stratégie clé pour maintenir le succès à long terme est de rester actif. L'exercice régulier est crucial non seulement pour maintenir votre poids, mais aussi pour soutenir votre santé globale. Trouvez des activités physiques que vous appréciez et qui correspondent à votre style de vie. Cela pourrait être la marche, la course, la danse, la natation, le yoga ou d'autres formes d'exercice qui vous motivent. L'objectif est de maintenir une routine d'exercice cohérente qui vous permettra de brûler des calories, de renforcer vos muscles et d'améliorer votre bien-être mental.

Un élément souvent négligé mais essentiel pour maintenir le succès à long terme est de surveiller votre niveau de stress. Le stress chronique peut déclencher des envies alimentaires incontrôlables et contribuer à la reprise de poids. Trouvez des moyens sains de gérer le stress, tels que la méditation, le journaling, la pratique du yoga ou la participation à des activités qui vous détendent. En intégrant ces techniques dans votre routine quotidienne, vous pourrez mieux faire face aux défis sans vous tourner vers la nourriture pour le réconfort.

L'une des clés pour maintenir le succès à long terme est de ne pas considérer votre parcours de perte de poids comme une destination finale, mais comme un mode de vie durable. Évitez les régimes stricts et les restrictions extrêmes qui ne sont pas viables à long terme. Adoptez plutôt une approche équilibrée qui vous permet de profiter des plaisirs de la vie tout en restant conscient de vos choix alimentaires.

La gestion des émotions joue également un rôle crucial dans le maintien du succès à long terme. Apprenez à identifier les déclencheurs émotionnels qui peuvent vous pousser à manger de manière excessive ou non nutritive. Développez des stratégies alternatives pour faire face aux émotions, comme l'exercice, la méditation, le temps passé avec des amis et des proches, ou la participation à des activités qui vous apportent de la joie.

Enfin, continuez à suivre vos progrès et à vous fixer de nouveaux objectifs. Cela vous aidera à rester concentré et motivé, tout en évitant de retomber dans de vieilles habitudes. Célébrez vos succès, qu'ils soient grands ou petits, et rappelez-vous que chaque étape compte dans votre voyage vers une meilleure santé.

Maintenir le succès à long terme dans votre parcours de perte de poids exige un engagement constant envers des choix de vie sains. En intégrant une alimentation équilibrée, une activité physique régulière, la gestion du stress, la conscience émotionnelle et des objectifs réalistes, vous pouvez prévenir la reprise de poids et maintenir les résultats que vous avez obtenus. Souvenez-vous que la clé du succès réside dans la cohérence, la persévérance et la capacité à adapter votre approche à mesure que vous évoluez dans votre parcours vers une vie plus saine et plus épanouissante.

Date de publication

Août 2023

Droits d'Auteur

© 2023 Max Alecha. Tous droits réservés.

Crédit

Image par u_k5r6bdcjrl de Pixabay

www.ingramcontent.com/pod-product-compliance
Lightning Source LLC
Chambersburg PA
CBHW050801260726
48660CB00004B/1194